Techniques d'Ayurveda pour votre bien-être quotidien

ISBN : 2-7163-1291-5

Indrajit GARAI

Techniques d'Ayurveda
pour votre bien-être quotidien

Ses effets sur le corps et le mental

• Techniques manuelles
• Hygiène de vie et yoga
• Épices et huiles essentielles

– Deuxième édition –

Éditions du Dauphin
43/45 Rue de la Tombe-Issoire
75014 PARIS

Ce livre est dédié à Juilie, ma fille.

Merci à tous les lecteurs qui m'ont envoyé leurs commentaires, ce qui a contribué à l'amélioration de cette nouvelle édition.

Avertissement

Les déséquilibres énergétiques abordés dans ce livre ne sont pas des maladies (ou des pathologies en médecine occidentale) mais des déséquilibres mineurs de notre corps, causés par une perturbation des éléments constitutionnels (*feu, eau, terre,* etc.).

Les techniques qui s'adressent à de tels déséquilibres (comme les techniques manuelles orientales basées sur les méridiens, le yoga ou sur les règles d'hygiène de vie) n'ont pas la prétention de guérir les pathologies dans un sens strictement occidental mais rétablissent l'équilibre énergétique d'un individu pour le détendre et lui redonner tonus et bien-être. Ce sont des techniques complémentaires qui n'entrent pas dans le domaine des diagnostics ou des traitements de pathologies réservés aux médecins, aux kinés, et aux autres thérapeutes paramédicaux en France.

Une personne avec une pathologie, diagnostiquée par un médecin d'État en France, doit obtenir l'accord de celui-ci pour recevoir des techniques énergétiques. Même avec cet accord, de telles techniques sont toujours considérées comme complémentaires au traitement médical classique prescrit par un médecin, et non pas une thérapie de substitution.

Sommaire

Remerciements

Tout d'abord, je tiens à remercier mes clients pour m'avoir procuré la motivation d'écrire ce livre, les membres de ma famille pour avoir supporté les longues heures de solitude nécessaires pour terminer ce travail d'écriture, et Mylène pour m'avoir aidé sur le manuscrit en français.

Pour la partie technique, je dois tout mon respect à mes professeurs de Sarada Vidyarthi Bhawan (Inde), et de l'Institut de médecine traditionnelle par les plantes (Londres). Je témoigne une gratitude toute particulière à Mario-Paul Cassar, ostéopathe et thérapeute masseur renommé, pour les heures épuisantes d'instruction à l'École internationale Raworth de thérapie du sport et de médecine naturelle (Angleterre), en tant que professeur redoutable et exigeant qu'il fût tout d'abord et ami et mentor permanent qu'il est ensuite devenu.

Avant-propos

J'ai écrit ce livre pour ceux qui veulent comprendre le phénomène des troubles énergétiques et leurs manifestations à la fois physiques et psychologiques dans la vie quotidienne, et qui veulent les améliorer.

L'idée d'écrire ce livre vient de mes clients, en majorité des femmes actives de divers horizons, qui viennent me voir après avoir lu des articles de presse sur mes techniques ou par bouche à oreille. Durant leurs séances, la plupart d'entre eux voulaient, en de simples termes, mieux comprendre leurs troubles énergétiques à titre personnel ou pour en parler à leurs proches.

Beaucoup avaient déjà entendu parler d'Ayurveda et de la thérapie énergétique chinoise ; mais aucun n'était familier avec les principes de base de ces techniques, ni n'avait le temps de les découvrir. Ils trouvaient la plupart des livres, sur ce sujet, trop techniques et voulaient que j'écrive quelque chose de bref sur les troubles énergétiques, un texte avec de nombreux exemples qu'on pourrait comprendre en toute logique.

Comme je suis habitué à penser avec des termes techniques, c'est ici qu'a débuté la difficulté. Je ne savais pas par où commencer, jusqu'à ce qu'un de mes clients me suggère de présenter l'idée sous forme d'études de cas, tout comme je les rencontre lors des séances dans mon cabinet. C'est vrai que durant les rendez-vous, j'évite toujours les jargons techniques et j'explique les concepts d'un point de vue simple et logique, chaque fois que c'est nécessaire. Puisque mes clients n'ont pas de problème à me comprendre, comme l'avait souligné cette personne, il n'y a pas de raison que les autres aient des difficultés.

J'ai alors entrepris d'écrire le livre par la fin : c'est pourquoi j'ai rassemblé les études de cas dans la deuxième partie de ce livre ; ils représentent les principaux déséquilibres énergétiques et j'ai ensuite écrit les parties conceptuelles dans la première partie car elles sont nécessaires pour éclairer les idées des études de cas.

C'est la première partie qui m'a pris le plus de temps, car à chaque lecture, j'éliminais de plus en plus de termes techniques et le jargon impressionnant du sanskrit (la langue racine de toutes les langues en Inde – comme l'est le latin en Europe). Je ne voulais pas que ce livre ne soit finalement qu'un texte "classique" c'est-à-dire que tout le monde veut lire mais que personne ne finit par lire car sa complexité encourage toujours à faire autre chose. Si vous êtes intéressés par les aspects techniques de l'ayurveda et du yoga, je vous conseille de lire mon deuxième livre, *Renaître du stress par le yoga et l'ayurveda*.

J'avais initialement estimé deux heures de travail par page, mais le temps nécessaire a dépassé les quatre heures car je voulais que chaque mot ait un sens et parle à tous. S'il reste des parties obscures, elles ne sont pas intentionnelles et j'apprécierais un retour constructif de votre part.

Je n'ai pas l'intention d'entrer dans le domaine médical ou paramédical en France. Comme tout soin énergétique aujourd'hui, mon approche est considérée comme des techniques complémentaires manuelles qui n'entrent, en aucune façon, dans le domaine fonctionnel de la rééducation ou d'autres thérapies, réservées aux kinésithérapeutes. Les gens qui refusent de voir des médecins ou des kinés, sous prétexte qu'une médecine alternative peut tout soigner, adoptent une attitude dangereuse. La recherche dans la médecine traditionnelle française est extrêmement riche. Cependant, on doit apprendre à distinguer la médecine elle-même et son praticien, que ce soit en médecine traditionnelle, ou en soins complémentaires. Pour appliquer efficacement les principes de n'importe quelle médecine, le professionnalisme du praticien est essentiel – une vertu qui vient plutôt de l'intégrité propre que d'une éducation technique et qui différencie deux praticiens ayant des compétences techniques identiques.

Lorsque je décris l'approche intégrée des déséquilibres énergétiques, je n'adopte pas une approche ayurvédique pure. À plusieurs occasions, je fais référence aux concepts de la tradition énergétique chinoise. Car, dans certaines situations, l'approche chinoise est la plus appropriée. Je crois sincèrement qu'un professionnel d'ayurveda doit être ouvert pour pouvoir combiner des techniques de cultures différentes et fournir le meilleur soin au client. Cependant, la majorité des techniques présentées dans ce livre viennent de la tradition hindoue et, même si ces deux traditions ont des différences évidentes en termes de technicité, leur approche fondamentale des déséquilibres énergétiques est presque identique. Puisque les détails techniques ne sont pas l'objectif du livre, je me permettrai d'utiliser le terme "tradition orientale" pour les deux.

En Occident, nombre de personnes pensent que la combinaison des aspects physiques et psychologiques d'une personne dans le bilan et dans les soins, est une chose très orientale. Vous seriez surpris de savoir qu'au siècle dernier, des thérapeutes occidentaux ont découvert indépendamment cette approche. Ce serait donc vraiment injuste de déclarer que ces thérapeutes occidentaux ont copié leurs idées des cultures orientales. Le corps humain étant le même dans chaque culture, il est logique de penser que des thérapeutes compétents, ayant une attitude holistique, rassembleraient le corps et l'esprit dans une même thérapie.

En décrivant les liens entre le corps et l'esprit, j'ai seulement utilisé les aspects logiques et scientifiques des principes énergétiques orientaux et essayé autant que possible de démystifier les connotations exagérées et vagues qui leur sont généralement attachées. Le lien se fait par le rôle énergétique des organes, c'est-à-dire un double rôle que chaque organe vital joue sur le plan physique et émotionnel – une approche souvent étrangère aux occidentaux. Par exemple, les gens ne sont pas habitués à ce qu'un organe digestif comme le foie, gère aussi nos émotions de colère ou bien que la rate, en plus de son rôle immunitaire, gère notre capacité de réflexion.

Les troubles énergétiques sont de vrais problèmes qui touchent tout le monde. Aussi, je veux que ce livre soit une source d'information pour combattre ces problèmes tout en restant réaliste et en ne les fuyant pas. Les problèmes nous poursuivent à la plage, à la montagne si nous essayons de nous enfuir ; il faut les combattre dans les tourbillons d'activité de la vie active et les accepter comme des phénomènes naturels de la vie.

> Je considérerai que le livre a été utile si, après l'avoir lu, vous comprenez une chose essentielle : que les manifestations physiques et psychologiques des déséquilibres énergétiques d'une personne sont liées.

Le facteur sous-jacent est en fait, un problème d'énergie vitale dans un ou plusieurs des méridiens. Étant donné la taille du livre, il y a très peu de répétitions ; mais c'est un thème que vous retrouverez encore et encore. Et vous serez alors capable de faire un lien entre vos problèmes émotionnels et corporels de la vie quotidienne, comme un réflexe naturel. Aussi, plusieurs déséquilibres n'ont pas besoin de l'intervention régulière d'un professionnel d'ayurveda et pourraient être gérés par de simples règles d'hygiène de vie. Dans ce livre, vous allez trouver de nombreuses suggestions de règles d'hygiène et des exercices de yoga simples pour gérer par vous-même certains de vos déséquilibres.

Paris
11 mai 2006

Indrajit Garai
www.indrajitgarai.com

Première partie

Les bases

Chapitre I

L'énergie

Il s'agit de l'énergie vitale : celle qui nous permet de remplir nos fonctions quotidiennes, c'est-à-dire de maintenir les signes de vie. Sur un plan physique, elle est responsable de la digestion, de la circulation, des activités endocriniennes, de l'immunité, etc. Sur le plan psychologique, elle remplit les fonctions de concentration, de pensée logique, et de maintien d'un équilibre émotionnel. Cette énergie circule à deux niveaux.

À un niveau superficiel, juste sous l'épiderme, l'énergie vitale apporte la force nécessaire à des fonctions plus externes comme la circulation cutanée et l'élimination, l'immunité contre les maladies mineures, le travail mental de routine et la gestion de simples émotions. À un niveau plus profond, l'énergie vitale circule dans des canaux, passe par les organes internes et remplit d'importantes fonctions comme la digestion, le contrôle du système nerveux et endocrinien, l'immunité contre les maladies complexes, la gestion des émotions inhibées comme la colère refoulée, la dépression chronique, la maturité et la réalisation de soi. D'où le fait que le bien-être général d'une personne dépend de la conception et du maintien de cette énergie vitale.

À l'origine, cette énergie vient des parents. Elle dépend de leurs propres énergies vitales, du niveau de désir sexuel au moment de la conception et de leur bonne hygiène mentale et physique pendant la grossesse (oui, l'hygiène du père est importante car elle affecte l'état de la mère et par conséquent celle du fœtus). C'est ce qu'on appelle "l'essence" et elle est située dans les reins du bébé à naître. Les parents qui n'ont pas une constitution forte, sont susceptibles de transmettre une essence constitutionnelle faible à leurs enfants. Ils peuvent alors compenser en grande mesure en maintenant une bonne hygiène de vie pendant la grossesse. Une fois né, l'évolution de cette énergie dépendra principalement des styles de vie des individus en terme de nutrition, de consommation d'oxygène, d'habitudes sexuelles et d'excès émotionnels.

> Les trois principaux ingrédients de l'énergie vitale sont l'énergie nutritive, l'oxygène et l'énergie sexuelle.

L'énergie nutritive est extraite de nos aliments par l'oxygène pour créer une forme primaire d'énergie, qui se mélange ensuite à notre énergie sexuelle et c'est ainsi que l'énergie vitale est créée. Vous trouverez plus d'informations sur ce mélange dans le chapitre IV.

Chapitre II

Les méridiens d'énergie

À l'intérieur de notre corps, l'énergie vitale circule dans les canaux énergétiques et passe par les organes importants. Les principes énergétiques chinois classent ces canaux par organe alors que les principes hindous les regroupent par fonction. Ces canaux énergétiques sont également appelés des méridiens et dans ce livre, j'utiliserai l'un ou l'autre de ces termes.

Les principes énergétiques chinois définissent 14 principaux canaux d'énergie – le foie, la vésicule biliaire, le poumon, le gros intestin, la rate, l'estomac, le cœur, l'intestin grêle, le triple réchauffeur, le péricarde, les reins, la vessie, le vaisseau concepteur, le vaisseau gouverneur – les deux derniers étant de nature plus psychique.

La tradition ancienne hindoue se réfère, elle, à 16 principaux canaux d'énergie. Quinze d'entre eux sont de nature physique et ils sont classifiés selon les systèmes suivants : la respiration, la digestion, le métabolisme de l'eau, le plasma, le sang, les muscles, la graisse, les os, le système nerveux, le système reproductif, le système urinaire, la transpiration, l'excrétion, la menstruation et la lactation. Le seizième est un canal psychique qui s'étend entre le périnée et le crâne. Il existe d'autres canaux plus subtils qui complètent ces canaux principaux. Par exemple, à gauche du canal psychique, il existe un canal qui contrôle le flux d'énergie féminine dans le corps et à droite celui qui contrôle le flux d'énergie masculine.

Même s'ils sont structurellement différents, il y a peu de différences entre les canaux d'énergie chinois et hindous d'un point de vue thérapeutique. Pour traiter des troubles énergétiques particuliers, **un professionnel d'ayurveda choisira toujours un méridien principal et un méridien complémentaire**, en utilisant soit la méthode chinoise, soit la méthode hindoue et appliquera des techniques de dispersion, de détente ou de tonicité. Ceux qui voudraient une étude comparée spécifique sur les méridiens hindous et chinois peuvent se référer à des textes plus techniques.

Chacun de ces méridiens se situe au plus profond du corps, et remonte à la surface à des points spécifiques. Ce sont ces points que le professionnel d'ayurveda peut palper pour évaluer l'énergie vitale. Ils contrôlent également la distribution d'énergie vitale au niveau des intersections des méridiens.

Chapitre III

Que se passe-t-il lorsque l'énergie vitale stagne dans un méridien ?

Il arrive que l'énergie vitale stagne dans un ou plusieurs méridiens. Les causes peuvent être par exemple les suivantes :

- un excès d'émotion, par exemple, une colère refoulée, un chagrin ou une joie débordante,
- des extrêmes climatiques, comme des changements brusques du froid vers le chaud, un vent fort,
- des microbes et un changement d'habitudes alimentaires, par exemple, un excès d'alcool, des sucreries.

Quelques portes d'accès aux méridiens deviennent congestionnées et l'énergie vitale ne peut donc plus circuler librement. Les organes associés à ces méridiens ne reçoivent pas l'énergie nécessaire pour leur propre fonctionnement. Cela a des conséquences à la fois au niveau physique et au niveau mental. Ce phénomène devient, à partir de là, un "trouble énergétique".

Selon les principes énergétiques orientaux, chaque organe ou chaque système n'a pas qu'une simple fonction physique. Prenez le système biliaire par exemple, son rôle est d'aider la digestion de la graisse et d'éliminer le cholestérol. Les principes énergétiques orientaux lui attribuent également le pouvoir de contrôler l'influx de lumière dans les yeux, de maintenir le teint et la température de la peau et, de gérer la colère. Une personne chez qui l'énergie vitale stagne dans les méridiens associés au système biliaire, outre ses problèmes digestifs et d'élimination, aura typiquement une peau terne, elle sera d'une humeur irritable, et sensible à la lumière.

Qu'est-ce qui provoque une stagnation dans les méridiens biliaires ? De nombreux facteurs et les plus importants sont les suivants :

1. Une colère refoulée peut stagner dans le canal et provoquer ainsi des difficultés digestives comme de l'acidité, des gaz et une mauvaise haleine. En d'autres termes, un excès de colère peut nuire au système biliaire.

2. Un excès de chaleur (par exemple un bain prolongé de soleil) peut affecter les méridiens du système biliaire en les surchargeant, causant ainsi des problèmes digestifs (outre les problèmes dermatologiques) et induit un tempérament exacerbé.

3. La nourriture contaminée, trop épicée, le chocolat et l'alcool en grande quantité peuvent aussi endommager le système biliaire à long terme. Même à court terme par exemple, une surconsommation d'alcool pendant une soirée peut faire stagner le méridien du foie. Le consommateur a une sensation de ventre lourd, il est sensible à la lumière et devient facilement irritable le lendemain.

Chapitre IV

Les centres d'énergie

Ils sont aussi appelés *Chakras* et selon la tradition hindoue, il y en a sept, situés sur le méridien psychique principal. Ils s'étendent entre le périnée et le crâne. La presse populaire leur attache beaucoup de connotations spirituelles ; cependant, chacun de ces centres a également des fonctions physiques spécifiques. Reliés au plexus et aux glandes endocriniennes, ils ont des influences importantes sur les systèmes nerveux et endocrinien.

Alors que le système nerveux a des fonctions réflexes de courte durée, le système endocrinien a des fonctions plus lentes et durables – à eux deux, ces systèmes sont responsables de toutes les fonctions de contrôle du corps.

Ces sept centres d'énergie, situés hiérarchiquement au-dessus de ces deux systèmes, contrôlent toutes les fonctions vitales de notre quotidien.

Les centres d'énergie ne sont pas des entités physiques en elles-mêmes ; ils sont plutôt les sièges de l'énergie vitale. C'est le niveau d'énergie dans ces centres qui est palpable par un professionnel d'ayurveda. Le corps envoie simplement plus d'énergie dans le centre qui en a le plus besoin. L'excès d'énergie dans un centre signifie un besoin dans d'autres. Logiquement, la palpation du niveau d'énergie de ces centres est la clé pour connaître l'état énergétique de vos organes internes et de votre équilibre.

Le centre d'énergie du périnée *(Muladhara chakra)*

Situé entre le sexe et l'anus, il est relié au plexus sacré (du sacrum), au plexus du coccyx et aux fonctions endocriniennes des glandes de reproduction. Il contrôle l'excrétion, la reproduction et, par le biais d'un canal psychique secondaire, il contrôle notre odorat. L'organe de sens de ce centre est le nez et l'organe de réaction est l'anus.

L'élément associé à ce centre est la *terre* et il est sous l'influence de la planète Mars, dominée par l'énergie solaire (masculine). Comme il est situé dans la partie la plus basse de notre corps, il contient une énergie dans ses formes les plus denses et l'émotion qui le caractérise est la sécurité.

> Même si ce centre est actif tout au long de la vie, sa phase de développement la plus importante est durant les sept premières années de la vie, lorsqu'on cherche à établir des racines avec les membres proches de notre famille.

Un problème associé à ce centre peut entraîner des difficultés sexuelles et d'élimination et, une sensation de manque de sécurité.

Le centre d'énergie du pubis *(Swadhisthana chakra)*

Il est situé légèrement au-dessus de la région génitale, et il est relié aux plexus gastrique inférieur, rénal, lombaire et aux fonctions endocriniennes des glandes reproductrices. Il contrôle les fonctions urinaires, gynécologiques et, par le biais d'un canal psychique secondaire qui se termine dans la bouche, il influence le goût. L'organe de sens de ce centre est la langue et l'organe de réaction est le sexe.

L'élément associé à ce centre est l'*eau* et il est sous l'influence de la planète Mercure, dominée par l'énergie lunaire (féminine). L'émotion associée à ce centre est la créativité.

> Sa phase de développement la plus importante se situe entre 8 et 14 ans, une période durant laquelle l'enfant qui a déjà trouvé ses racines au sein de sa famille, commence à se sentir libre de visualiser l'environnement comme il le désire et cela aboutit souvent à un comportement rebelle.

Un déséquilibre énergétique dans ce centre peut provoquer des difficultés urinaires et gynécologiques, induire un état de vide, de pessimisme et dans des cas extrêmes, des tendances vers le suicide.

Ces deux derniers centres d'énergie contrôlent le côté sensuel de notre vie.

Le centre d'énergie du nombril *(Manipura chakra)*

Situé au niveau du nombril, il est relié au plexus solaire, au plexus de la cavité abdominale (cœliaque), aux glandes endocriniennes surrénales et aux fonctions endocriniennes du pancréas. Il contrôle la digestion, l'assimilation et la vue. Les organes de sens de ce centre sont les yeux et les organes de réaction sont les jambes.

L'élément associé à ce centre est le *feu* et il est sous l'influence du soleil, dominé par l'énergie masculine. L'émotion associée à ce centre est l'autorité.

Sa phase de développement majeur se situe entre 15 et 21 ans, une période pendant laquelle on cherche une propre identité parmi nos pairs.

Un déséquilibre énergétique de ce centre peut entraîner des problèmes de digestion et de métabolisme et sur le plan émotionnel, il provoque des sentiments d'irritabilité, d'intolérance, d'égoïsme et un comportement autoritaire.

Le centre d'énergie du cœur *(Anahata chakra)*

Situé sur le sternum entre notre poitrine, il est relié au plexus cardiaque, au plexus de l'aorte et aux glandes endocriniennes du thymus. Ce centre contrôle notre circulation, certaines fonctions immunologiques, le toucher et la sensation de chaleur. L'organe de sens de ce centre est la peau et les organes de réaction sont les bras.

L'élément associé à ce centre est l'*air* et il est sous l'influence de la planète Vénus, dominée par l'énergie féminine. Les émotions associées à ce centre sont la joie et l'équilibre.

La phase de développement majeur de ce centre se situe entre 22 et 28 ans, période pendant laquelle on devient conscient de notre rôle et de nos objectifs dans la vie.

Un mauvais fonctionnement de ce centre peut provoquer une tension artérielle, des palpitations, certaines difficultés immunologiques, des humeurs changeantes et un état d'exaspération.

Le centre d'énergie de la gorge *(Visuddha chakra)*

Il est situé sur notre larynx et est relié aux plexus cervical et pulmonaire, au bulbe rachidien (une partie importante du cerveau) et aux glandes endocriniennes de la thyroïde et de la parathyroïde. Il contrôle nos fonctions respiratoires, le métabolisme et l'écoute. Les organes de sens de ce centre sont les oreilles et l'organe de réaction est la bouche.

L'élément associé à ce centre est l'*espace* et il est sous l'influence de la planète Jupiter. L'émotion associée à ce centre est l'envie de communication.

> Sa phase de développement majeur est entre 29 et 35 ans, période durant laquelle on cherche la connaissance au-delà de notre culture, de notre temps et des codes.

Les problèmes énergétiques associés à ce centre sont des difficultés respiratoires, des problèmes de communication, un mauvais métabolisme, le doute de soi et un esprit négatif.

Le centre d'énergie du front *(Ajna chakra)*

Situé sur le front, entre les sourcils, il est relié au thalamus, à l'hypothalamus (deux parties importantes de notre cerveau) et aux glandes endocriniennes pituitaires et pinéales. Le thalamus et l'hypothalamus contrôlent la reconnaissance, la conscience et plusieurs activités viscérales. La glande pituitaire dirige le système endocrinien de notre corps et la glande pinéale, régule, entre autres, notre horloge biologique interne : les cycles de sommeil, l'appétit et le flux d'énergie dans les méridiens.

Ce centre est sous l'influence de la planète Saturne et, contrairement aux centres précédents, celui-ci et le suivant ne sont pas limités par les éléments ni par les sens. L'émotion associée à ce centre est l'accomplissement de soi.

C'est sur ce centre du front que l'énergie solaire (masculine) et l'énergie lunaire (féminine) de notre corps convergent. Elles prennent leur source dans le périnée, et remontent par les deux méridiens latéraux de notre colonne vertébrale. C'est par une bonne fluidité et convergence de ces deux énergies que nous pouvons accepter nos émotions et les rôles masculins et féminins dans la vie.

Un trouble dans ce centre provoque un mauvais fonctionnement du cerveau et du système endocrinien, ce qui affecte plusieurs des fonctions internes : manque de sommeil, de concentration, d'imagination et certains problèmes d'adaptation à l'environnement.

Une déficience dans ce centre s'accompagne souvent d'une déficience dans les deux centres inférieurs, ce qui entraîne un manque de grâce et de sensualité, et se remarque très rapidement en observant le langage du corps dans l'espace.

Le centre d'énergie du crâne *(Sahashrara chakra)*

Relié aux parties importantes du cerveau, il régule notre mémoire, notre raisonnement, notre intelligence et la production du fluide cérébro-spinal : c'est ce fluide qui nourrit notre système nerveux central et qui élimine les déchets de notre système nerveux. L'émotion associée à ce centre est le détachement.

Si ce centre est déficient, cela a des conséquences évidentes de fatigue mentale, perte de mémoire, difficultés de raisonnement et de prise de décision, et perte de contact avec la réalité.

Ce centre, avec le centre précédent, est en relation avec la partie émotionnelle de notre cerveau (système limbique). Alors qu'une déficience des centres inférieurs engendre des problèmes matériels, une déficience des deux centres supérieurs nous fait perdre l'essence de notre être.

Maintenant que nous avons compris les rôles de ces centres d'énergie individuellement, il est important de bien comprendre comment ces centres sont interconnectés et comment ils distribuent l'énergie vitale dans le corps au travers des méridiens. Il y a deux points importants à se souvenir des chapitres précédents :

1. Les méridiens sont liés aux systèmes fonctionnels du corps humain (la digestion, la circulation, etc.). Pour être précis, ils passent par les organes viscéraux liés à ces systèmes et fournissent l'énergie vitale pour leur fonctionnement. Chacun de ces organes a une ou plusieurs fonctions sur le plan physique et psychologique.

2. L'énergie vitale est un mélange de trois différents ingrédients – l'énergie nutritive, l'oxygène et l'énergie sexuelle. Tout d'abord, l'oxygène de l'environnement brûle l'énergie nutritive pour créer une énergie primitive ; cette énergie primitive se mélange ensuite avec l'énergie sexuelle pour créer l'énergie vitale.

Le centre d'énergie du nombril extrait l'énergie nutritive en assimilant la nourriture ingérée. Le centre d'énergie de la gorge absorbe l'oxygène de l'extérieur et la descend vers l'abdomen pour la combustion de l'énergie nutritive.

L'énergie sexuelle est créée et stockée dans nos centres d'énergie du pubis et du périnée suivant notre santé générale et nos pratiques sexuelles. Si l'énergie sexuelle est suffisante, et si on respire correctement, ces deux centres la poussent vers le haut.

Le mélange se fait au niveau du nombril, notre ventre devient ainsi le "centre de gravité énergétique" dans la tradition orientale et l'énergie vitale est ainsi formée. Les textes ayurvédiques nomment cette énergie, *Prana* et les textes chinois, le *Qi*.

Une fois que l'énergie vitale est formée, elle traverse de haut en bas notre principal méridien psychique sur lequel les sept centres d'énergie sont situés. Chaque centre pompe cette énergie par les méridiens qui y sont attachés vers les organes viscéraux et les parties du corps desservies par ces méridiens. Par exemple, les méridiens de notre système digestif ne vont pas seulement distribuer de l'énergie vitale à nos organes digestifs, comme le foie, le petit intestin mais aussi à la tête et aux jambes. Cela se passe sous l'action de pompage du centre d'énergie du nombril. De cette même manière, les méridiens de notre système respiratoire, sous l'action du centre d'énergie de la gorge, vont distribuer l'énergie vers les poumons, le gros intestin et les bras.

Il est évident que le bon fonctionnement des centres supérieurs n'est possible que si les centres inférieurs sont dans de bonnes conditions. C'est la raison pour laquelle un professionnel d'ayurveda traitera souvent les centres inférieurs et leurs méridiens pour traiter des difficultés intellectuelles et de fatigue mentale.

Chapitre V

L'énergie et les types de constitution

La tradition énergétique hindoue spécifie trois types de constitution, *vata (air), pitta (bile),* et *kapha (mucosités)*, suivant la prédominance d'un ou plusieurs éléments de constitution que sont l'*espace*, l'*air*, le *feu*, l'*eau* et la *terre*. Chaque type de constitution a ses propres caractéristiques physiques et psychologiques. Puisque nombre d'informations sur le sujet sont disponibles dans la presse, je vais éviter l'ennui des répétitions et me concentrer sur les points essentiels d'un point de vue pratique. Cependant, pour ceux qui suivent des soins de thérapie énergétique orientaux, il faut savoir que l'évaluation du type de constitution ne se fait pas en remplissant un questionnaire.

Quelques exemples de l'*espace* dans le corps humain sont l'*espace* dans la bouche, le nez, l'appareil respiratoire et l'appareil gastro-intestinal. Dans l'*espace*, il y a de l'*air* et il se manifeste par les mouvements des muscles, du cœur, des poumons et d'autres organes vitaux. Le *feu* est le métabolisme et il est présent dans l'appareil gastro-intestinal sous forme de force digestive, dans la rétine sous forme de capteur de lumière, sur la peau sous forme de température et dans le cerveau sous forme d'intelligence. L'*eau* est présente dans les fluides de tout le corps et la *terre* est présente sous forme de structures solides comme les os, le cartilage, les ongles, les muscles et les cheveux.

Souvenez-vous de deux choses importantes lorsque vous regardez la constitution d'une personne :

1. chaque constitution a ses propres qualités et faiblesses
2. chaque constitution est prédisposée à certains types spécifiques de déséquilibres énergétiques.

Le premier point est plus important qu'il n'en a l'air. Il affirme que les qualités et les faiblesses vont de pair pour chaque constitution. **En d'autres termes, il n'est pas possible de se débarrasser de toutes les faiblesses pour un type de constitution donné et ne garder que les qualités**. La même force biodynamique qui fournit les vertus d'un type de constitution apporte également ses vices lors de conditions défavorables comme les excès. D'où le fait qu'il est plus réaliste d'accepter les faiblesses comme une vulnérabilité naturelle et d'essayer d'exploiter les qualités autant que possible sans causer d'excès qui pourraient alors aggraver ces faiblesses.

Les trois types de constitution mentionnés ci-dessous servent plutôt de points de références que de purs types de constitution d'un individu. Les facteurs climatiques, l'âge, les habitudes, etc. peuvent modifier la constitution de quelqu'un. Par conséquent, même s'il y a des schémas de référence pour chaque individu, en réalité, le professionnel d'ayurveda doit faire une évaluation prudente du type de constitution en prenant le pouls, en regardant la langue et en utilisant d'autres indicateurs énergétiques importants pour déterminer la proportion de *vata, pitta* et *kapha* à un moment donné.

Le type *Vata* dominé par le vent (les éléments prédominants sont l'*espace* et l'*air*) : les personnes de ce type sont plutôt minces, ont des muscles et des veines saillants, une peau sèche à tendance rugueuse. Ils ont un esprit vif et aiment le changement constant. Ils ont aussi une tendance à vouloir faire les choses rapidement, parlent vite et se fatiguent facilement. Ils ont généralement un sommeil perturbé, un appétit variable, ne transpirent pratiquement pas et ont les extrémités froides.

Quand leur équilibre est bon, ils sont créatifs, enthousiastes et vivants mais lorsqu'un déséquilibre se manifeste, ils sont rapidement sujets à la nervosité, la peur, l'anxiété, l'insomnie, la constipation, aux flatulences et à des douleurs dans les articulations.

Qu'est-ce qui peut déséquilibrer ce type de personne ? Généralement des situations dans lesquelles ces personnes se sont mises elles-mêmes : une activité trop intense, un manque de repos, des changements soudains ou dramatiques et les excès de la vie.

Le type *Pitta* dominé par la bile (l'élément prédominant étant le *feu*) : ces personnes ont tendance à être musclées avec une peau douce et rayonnante. Leur sommeil est modéré, leur digestion est bonne et ils transpirent excessivement. Ils sont déterminés et ont un bon pouvoir de compréhension.

Lorsque leur équilibre est bon, ils sont chaleureux et font de bons leaders. Lorsque leur équilibre est atteint, ils sont très critiques, irritables, agressifs, têtus et insensibles. Ils ont une tendance vers la haine, la colère et la jalousie.

Les situations qui peuvent déséquilibrer une personne dominée par la bile sont par exemple, l'excès de chaleur, la nourriture trop épicée, l'alcool, la pression et la précipitation, l'incapacité à exprimer la colère et les situations sans compromis.

Le type *Kapha* dominé par les mucosités (les éléments prédominants sont l'*eau* et la *terre*) : cette constitution est caractérisée par une corpulence plus importante, un système digestif plus lent, une transpiration modérée et un profond sommeil. Les personnes de cette constitution sont très stables et aiment résister aux changements. Ils aiment également la sensualité.
Quand leur équilibre est bon, ils sont calmes, doux, attentionnés et indulgents. Lorsque leur équilibre est en jeu, ils ont tendance à gagner du poids, à être congestionnés, cupides, possessifs, et envieux.

Le manque de stimulation et le peu d'activité sont les principales causes de perturbation de cette constitution, de même que le fait de trop manger, trop dormir, une faible activité physique, le temps froid et humide.

Maintenant, retournons aux deux principaux intérêts de comprendre la constitution de chacun. Le meilleur moyen est de les illustrer par un exemple. Prenons le cas d'une femme dominée par la bile (type *Pitta*), car il en existe beaucoup dans les grandes villes. Pour comprendre ses attributs et ses susceptibilités vers les déséquilibres énergétiques, il est utile d'évoquer les fonctions énergétiques du système biliaire.

On sait que la bile permet d'aider la digestion des graisses dans le système digestif et l'élimination du cholestérol, c'est-à-dire la détoxification. La tradition orientale lui prête d'autres fonctions : la captation de la lumière par les yeux, le maintien du teint de la peau et de sa température, l'immunité et les facultés mentales comme la capacité à comprendre, la détermination, l'inspiration et la créativité.

La bile est le *feu* qui "cuit" les nutriments dans le corps en présence de l'oxygène pour créer une forme primaire d'énergie, qui, lorsqu'elle est mélangée à l'énergie sexuelle, propulse la force vitale dans le système humain.

Logiquement, les individus dominés par la bile peuvent avoir une bonne digestion. Ils ont également une peau douce et brillante, sont chaleureux et tombent rarement malades. Grâce à leur courage et à leur détermination, on les retrouve souvent à des postes de leader et d'autorité et lorsqu'ils sont équilibrés, ils jouent ces rôles d'une manière non agressive. Ils sont doués d'une forte capacité à comprendre et à synthétiser et adoptent un fonctionnement efficace. Cette force puissante est la base de la créativité d'une personne dominée par la bile, qui sous des conditions défavorables, peut se transformer en force destructive.

Les troubles de sécrétion de bile engendrent des problèmes de digestion. Par conséquent, le point faible d'une personne dominée par la bile, est son système digestif et les symptômes les plus courants sont de l'acidité, des ballonnements et des nausées. Les mécanismes d'élimination et de détoxification souffrent, et engendrent des problèmes occasionnels de peau. La langue devient rouge et une mauvaise haleine s'installe. Sur le plan psychologique, l'autorité devient agressivité, la compréhension devient confusion, et la force profonde créative se transforme en sa forme négative – la colère.

N'étant plus efficace, l'individu court toujours après le temps ; le facteur motivant de stress devient négatif et commence à accumuler des tensions dans le corps. Les symptômes les plus communs sont les suivants : une sensation d'oppression au niveau de la gorge, des maux de têtes de type migraines et un sommeil perturbé. L'irritabilité et l'agitation accompagnent inévitablement les symptômes physiques. Le feu dans le corps assèche les éléments d'*eau* et de *terre*, mettant en péril leur sensualité.

Je viens de décrire les qualités et les faiblesses potentielles d'une personne dominée par la bile ainsi que les symptômes communs de déséquilibres énergétiques pour ce type de constitution. Puisque la prévention est la meilleure solution pour éviter ces désordres énergétiques, une personne dominée par la bile doit pouvoir déterminer ce qui lui provoque ses troubles. Voici deux exemples :

1. La consommation d'alcool surstimule le système biliaire. Particulièrement, les excès d'alcool attaquent le foie et déposent des lipides dans ses cellules. En une seule soirée d'excès, le foie peut devenir "gras" et cela peut prendre jusqu'à 4 semaines pour récupérer. Un système biliaire surcongestionné empêche les fonctions normales de la bile : une mauvaise digestion de la graisse dans le système digestif donne une sensation de lourdeur, et une mauvaise élimination des toxines peut provoquer des sensations de brûlures dans l'urine et une couleur de peau rougeâtre le lendemain d'une consommation importante d'alcool. Si le système biliaire est congestionné, le flux d'énergie vitale

dans les méridiens est irrégulier, on devient alors irascible, sensible à la lumière, on souffre de maux de tête, et d'insomnies de type *feu*, c'est-à-dire des sensations de chaleur la nuit, des réveils nocturnes vers 1 heure et 3 heures. Même si cela paraît moins évident, une surconsommation de chocolat, de nourriture riche en huile et en épices, un bain de soleil prolongé, peuvent causer des troubles similaires.

2. Des états chroniques de colère peuvent aussi amener des excès d'énergie dans les méridiens biliaires, ce qui entraîne les mêmes manifestations physiques et psychologiques mentionnées ci-dessus. La colère, l'émotion sous-jacente du foie peut surstimuler le système biliaire et provoquer un excès de sécrétion de bile. En fait, lorsqu'on est en colère, le centre d'énergie du nombril pompe l'excès d'énergie vitale dans les méridiens biliaires, provoquant ainsi une surstimulation du système biliaire.

Quelle est l'importance de traiter rapidement une personne dominée par la bile ?

Si l'excès d'énergie dans les méridiens biliaires persiste, cela peut se transformer en état chronique. La langue devient violette, les yeux sont constamment rouges et irrités (avec des troubles visuels occasionnels) ; la peau et l'haleine acquièrent une forte odeur acide. La personne a de fréquents spasmes musculaires et a l'impression d'avoir la tête dans un étau. Des problèmes menstruels comme l'absence de règles, des saignements excessifs, des saignements douloureux avec du sang coagulé peuvent aussi se développer. La fonction endocrinienne est aussi affectée, ce qui finit par causer des déséquilibres de niveau de sucre dans le sang. Psychologiquement, la personne a des sautes d'humeur avec des comportements hystériques, un syndrome prémenstruel sévère, des insomnies avec de violents cauchemars et une tendance vers le suicide.

Chapitre VI

Le paradoxe de l'équilibre

À partir de la discussion du chapitre précédent, on pourrait penser que l'état idéal de l'être humain serait celui d'un "équilibre absolu", c'est-à-dire un état où les sept centres d'énergie auraient le même niveau d'énergie et où il n'y aurait pas d'excès ni besoin d'énergie dans les méridiens. Dans une telle situation, puisqu'il n'y a pas de mouvement, il n'y a pas non plus de perturbation sur le plan physique ou mental – c'est un état imaginaire de bonheur parfait, qui n'existe que dans l'au-delà artificiel ou non !

En réalité, nous avons besoin de travailler, de générer des mouvements et de créer pour que la vie continue. Le mouvement se produit lorsque l'énergie circule et l'énergie circule d'un point élevé vers un point bas, c'est-à-dire quand il y a nécessairement un déséquilibre. **En d'autres termes, pour maintenir le flux d'énergie, signe de base de la vie, nous avons besoin d'un certain déséquilibre qui sera accompagné d'une gêne proportionnelle**. On part donc du principe que dans la vie d'une personne active, il y a toujours un certain degré de malaise, qui est en fait un phénomène naturel, et on doit avoir une certaine tolérance de ce malaise. Malheureusement, le stress peut réduire cette tolérance et amplifie notre perception de ce malaise – il se crée alors un cycle vicieux qui augmente les déséquilibres dans le corps.

La force du flux d'énergie dépend, bien évidemment, du degré de déséquilibre et alors qu'en modération, il peut créer, en excès, il peut détruire. Par exemple, si l'on considère la force biodynamique d'une personne de type biliaire – à la normale, sa force de propulsion est la créativité ; mais lors d'un trop grand déséquilibre, la même force devient colère. Par conséquent, on a besoin d'un "équilibre relatif ", un équilibre plus réaliste avec une certaine dose de déséquilibre modéré. Le mot "équilibre" qui sera utilisé dans ce livre fait référence à cet état d'**équilibre relatif**.

La philosophie hindoue mentionne trois différents états d'une personne active et précise bien clairement les degrés de changement d'équilibre relatif d'un état à l'autre :

1. ***L'activité*** – un état, où les éléments les plus volatiles dans le corps (l'*air*, le *feu*), dominent et où nous nous mettons à travailler. Le résultat est la création ; en excès, cela peut provoquer des troubles biliaires.

2. ***L'inertie*** – ce sont les éléments les plus denses qui dominent (l'*eau*, la *terre*) et les mouvements sont réduits. Le résultat est la croissance. Le sommeil est un exemple d'inertie. Les fibres des muscles ne grandissent pas quand on fait de la musculation, elles grossissent plutôt lorsqu'on dort. À l'excès, l'inertie mène à la léthargie et provoque des troubles des mucosités.

3. ***L'équanimité*** – il se situe entre les deux précédents, ni l'*activité*, ni l'*inertie* ne le domine. La méditation en est l'exemple. L'équanimité est importante pour la réalisation de soi, c'est-à-dire, une comptabilité d'émotions de récentes expériences qu'on enregistre comme des leçons dans nos cellules du corps et du cerveau. Le résultat est la croissance spirituelle et l'aiguisement des sens. Les meilleurs moments pour l'équanimité sont généralement à la tombée de la nuit ou à l'aurore, mais c'est souvent irréaliste pour une personne active avec des responsabilités familiales. L'approche la plus

pratique, quoique moins efficace, consiste à choisir des moments de transition de la conscience – juste après le réveil lorsque l'inconscient passe vers le conscient et avant de dormir, lorsque le contraire se produit. En excès, l'équanimité mène au détachement et on perd la réalité des choses de la Terre – ce qui n'est pas souhaitable pour une personne ayant des responsabilités.

Ces trois états sont, en quelque sorte, trois différentes manifestations de la même force interne. Il est plus facile de comprendre ce concept avec l'analogie de l'eau, sous ses trois formes : à l'état de glace, c'est de l'inertie, à l'état de vapeur, cela génère une force puissante, et à l'état fluide, cela donne la vie. Tout comme l'eau n'existe pas dans ces trois états simultanément, les trois états de l'équilibre relatif ne peuvent pas non plus coexister chez une même personne. Une mère de famille active ne peut pas se reposer, travailler, s'occuper de sa famille et méditer aux mêmes moments de la journée ! Nous devons trouver le temps dans la vie quotidienne, tout en gardant à l'esprit que chacun des trois états est tout aussi important pour la croissance générale.

La proportion de ces trois états dépend de notre travail et des cycles de vie.

Durant la période d'activité de l'année, il est normal de dédier la majeure partie de la journée à l'*activité* et durant les vacances à l'*inertie* et l'*équanimité*. C'est une erreur de consacrer une trop grande part à l'un de ces états, car cela ne laisse que très peu de temps pour les autres. De plus, une transition brutale d'un excès à l'autre devient difficile pour le corps et des troubles énergétiques s'installent.

Par exemple, une personne qui, brusquement, passe d'une journée de travail de 12 heures à des vacances à ne rien faire, va développer des troubles liés aux mucosités, comme une fatigue soudaine et profonde, un sentiment de lourdeur et de léthargie. À la fin des vacances, la même personne, reprendra brusquement son rythme initial ; ce changement soudain favorisera des troubles de l'*air* et de la bile comme l'hyperactivité, des douleurs dans les articulations, des problèmes digestifs et un manque de concentration. Une transition douce est importante pour maintenir l'équilibre relatif.

Dans la philosophie hindoue, la théorie du cycle de la vie décrit quatre étapes. Même si c'est moins évident, on peut observer des schémas similaires en Occident. Examinons le rôle de ces trois états en équilibre relatif pendant ces quatre étapes :

1. ***Première étape*** : ce sont les années d'éducation, de la naissance jusqu'à 16 ans, période caractérisée par un mélange varié d'*activité* et d'*inertie* suivant l'âge de l'enfant. L'*inertie* reste importante pour une bonne croissance. Un enfant poussé tôt vers trop d'activités, sans temps de repos, devient hyperactif et souffre inévitablement d'une croissance mentale et physique insuffisante. À ce stade, des troubles liés aux mucosités font partie de cet équilibre relatif (coups de froid, congestion des poumons, diarrhées etc.)

2. ***Seconde étape*** : l'étape de la construction de la famille et des relations au travail. L'*activité* domine et même si le corps a besoin d'un peu d'*inertie*, le manque de sommeil réduit l'efficacité. D'autre part, une personne qui a un emploi du temps trop chargé et qui ne consacre pas de temps à l'*équanimité*, à la solitude et à la réalisation de soi à cette étape, ne développe pas de maturité.

3. ***Troisième étape*** : l'étape avancée de la responsabilité, lorsqu'une personne est établie dans son travail ou dans des cercles sociaux, et a atteint un sentiment de contentement. L'*équanimité* domine à ce stade puisque la pression du pouvoir n'est généralement plus présente, ni même le besoin physique de beaucoup de repos. Une parfaite période pour la réalisation de soi.

Les individus trop ambitieux, qui ne respectent pas leurs limites peuvent travailler sans cesse durant cette période, poussés principalement par un complexe d'infériorité par rapport aux autres. Ces bourreaux du travail entrent dans un cercle vicieux, leur manque inné de sécurité fait régresser leur maturité, provoquant alors des comportements d'adolescents pour attirer l'attention des collègues et des amis. Leur vitalité s'épuise et invite la sénilité relativement rapidement.

Durant la seconde et la troisième étape, certains troubles biliaires sont considérés normaux.

4. ***Quatrième étape*** : après la retraite, l'*inertie* domine. Le corps vieillissant a besoin de plus de repos pour une vie saine, mais l'activité et la méditation sont encore nécessaires pour vieillir avec grâce. Un bourreau du travail, qui n'a pas développé d'autres intérêts dans la vie, peut soudainement tomber dans l'inactivité totale, ce qui dégrade rapidement son physique et son mental. Au contraire, quelqu'un qui veut essayer de défier le vieillissement et se comporte comme un jeune, aura tendance à être hyperactif et nerveux. Les troubles de l'*air* (problème d'articulation, de peau, de trous de mémoire) font partie de l'équilibre relatif de cette étape.

Chapitre VII

L'évaluation énergétique et le choix des techniques ayurvediques

Mes clients sont souvent surpris, ou même gênés, lors des premières visites lorsque je leur demande de me montrer leur langue. La plupart s'excusent pour avoir pris un café juste avant. Même si les tâches de café peuvent temporairement cacher la couleur naturelle de la langue, elle reste un outil important pour déterminer l'état énergétique d'une personne. Dans ce chapitre, je vous parlerai des bases de mes méthodes d'évaluation par des exemples pour illustrer ce qu'un professionnel d'ayurveda recherche dans ses palpations inusuelles.

En fait, l'évaluation commence aussitôt que j'ouvre la porte et que vous entrez dans mon cabinet pour vous asseoir. Votre expression faciale, votre regard parlent de votre état émotionnel. Votre manière d'occuper l'espace me montre l'état énergétique de vos muscles et de vos os et votre comportement avec les autres.

La manière dont vous vous allongez sur la table me donne une deuxième indication sur votre état émotionnel et l'état énergétique de vos muscles et des os. Votre respiration me parle de la mobilité de vos vertèbres, l'état énergétique de votre diaphragme et de vos organes viscéraux.

L'état de votre peau, de vos cheveux, de vos ongles montre votre vitalité et l'odeur naturelle de votre peau et de votre haleine indique par exemple le niveau d'acidité de votre flore intestinale.

Vos trois pouls radiaux reflètent la proportion d'*air (vata)*, de bile *(pitta)* et de mucosités dans votre corps *(kapha)*.

La langue indique plusieurs éléments : sa couleur parle du niveau de chaleur dans le corps, sa texture du niveau de congestion énergétique de vos organes viscéraux (chaque organe a un point de correspondance sur la langue), et ses bords et ses mouvements montrent votre état émotionnel.

Lorsque je place mes mains sur les différentes parties de votre corps, je palpe les éléments suivants : le niveau d'énergie dans les centres d'énergie, tous signes éventuels de stagnation d'énergie vitale, l'état énergétique des muscles, des os et des organes viscéraux.

Les quelques questions précises que je vous demande sur votre état émotionnel (récent et passé) sont pour définir les méridiens, centres d'énergie ou organes (chacun abritant une émotion particulière) sur lesquels on doit se pencher attentivement.

Les cycles de sommeil et de fatigue me disent quels sont les méridiens qui souffrent d'un déséquilibre excessif, s'il y en a (chaque méridien reçoit son niveau maximum d'énergie vitale pendant des périodes spécifiques de deux heures lors de cycle de 24 heures).

Mes clients viennent souvent la première séance avec une longue liste de manifestations non reliées entre elles. Même s'il y a plusieurs syndromes de déséquilibres énergétiques présents en même temps, **il y a presque toujours un trouble primaire, qui provoque finalement les secondaires**. Mon travail est de déterminer ce trouble primaire, en examinant la liste des symptômes par ordre d'apparition et de le traiter. Suivant la chronicité du problème, plusieurs séances peuvent être nécessaires. Une fois qu'on s'occupe des troubles primaires, les secondaires disparaissent presque par magie. Un exemple sera la meilleure explication.

Les *cinq éléments* de votre corps décrits précédemment, ont des relations de contrôle entre eux. Par exemple, le *feu* contrôle l'*eau* et la *terre* et vice-versa. Pour une personne de type biliaire avec des excès chroniques, le *feu* peut complètement assécher la *terre* et l'*eau*. Par conséquent, en plus des troubles associés au *feu* (acidité, colère, sensation de chaleur, mauvaise humeur le matin, etc.), on peut avoir des symptômes associés à des perturbations des éléments de *terre* et d'*eau* (transpiration nocturne, fatigue vers 15 heures, rêverie, manque de sensualité, etc.). Mon travail, dans ce cas, est d'établir que c'est un excès de *feu* qui est le trouble primaire et qui finalement "envahit" les éléments *terre* et *eau*, en écoutant la chronologie des manifestations et les schémas de déséquilibres de la journée.

Une fois que j'ai établi votre état émotionnel et vos sensibilités personnelles, je choisis des techniques parmi les trois dimensions suivantes :

1. ***La profondeur*** : Si je vous perçois comme étant une personne ultrasensible, ma première séance sera plutôt légère en contenu énergétique et plus orienté sur le développement de la confiance mutuelle. C'est nécessaire pour éviter des réactions après la première séance et particulièrement important pour préparer votre corps et votre esprit pour les deux séances suivantes. C'est donc extrêmement important que vous ne cachiez pas vos sensibilités naturelles pendant la première séance. Vous ne perdez pas une séance de cette manière ; étant plus réactif que les autres, vous vous rattrapez dans les séances suivantes.

2. ***Les centres d'énergie et les méridiens*** : par exemple, si je perçois un nœud dans le centre du nombril, je vais choisir des techniques manuelles propres à ce centre et des points de pression sélectionnés sur les quatre méridiens associés. Ce sera, normalement, précédé d'un massage ayurvedique relaxant de la tête aux pieds pour favoriser la circulation globale de l'énergie vitale.

3. ***Les huiles essentielles*** : Pour le même problème, je choisirai des huiles "digestives" comme la coriandre, l'anis et pour calmer l'irritabilité qui en découle, des parfums de bois comme le bois de santal.

Chapitre VIII

L'évolution énergétique au cours des séances

Le lendemain de la première séance, certains de mes clients ressentent une des sensations suivantes :

- Une euphorie extrême, accompagnée d'une relaxation profonde, une amélioration soudaine de la digestion et un long et profond sommeil.

- Un malaise général, accompagnée d'une énorme fatigue, des légers maux de ventre ou des nausées, des maux de tête et parfois d'importantes bouffées de chaleurs avec la sensation de soif pendant la nuit et de transpiration. Les perturbations émotionnelles sont aussi possibles.

Même si la première réaction donne une impression plus magique par rapport à la seconde, quelque peu moins plaisante, les deux sont toutes aussi légitimes et elles dépendent de l'orientation de la séance. Cette orientation dépend bien sûr de l'état et la sensibilité du client.

Si je vois une personne ultrasensible, la première séance est limitée à une évaluation énergétique et apporte une sensation générale de bien-être grâce à des techniques plus douces. J'évite de travailler sur les centres d'énergie et les méridiens pour ne pas provoquer de trop fortes réactions pour la première séance. Cela ne veut pas dire que la première séance est moins utile. Pour les personnes ultrasensibles, la dimension humaine est même plus importante au début et la première séance est consacrée au développement d'une confiance mutuelle et d'un dialogue "cellulaire" entre les mains du professionnel d'ayurveda et la peau et les muscles du client. C'est très important pour l'efficacité des séances suivantes.

La deuxième réaction est le résultat d'un changement de distribution d'énergie vitale dans le système des méridiens. Souvenez-vous qu'un déséquilibre énergétique apparaît lorsqu'un ou plusieurs méridiens reçoivent trop d'énergie ce qui provoque un besoin dans les autres. En déplaçant les blocages sur les points de pression et sur les centres énergétiques, le professionnel d'ayurveda peut rétablir une distribution égale d'énergie dans les méridiens. Cela provoque un "choc" initial et puisque les méridiens passent parmi les organes vitaux, une sensation de gêne peut se produire dans les organes concernés en raison de la nouvelle répartition de l'énergie. Par exemple, si on travaille sur les méridiens du système biliaire, cela peut donner des maux de tête de type migraine, des douleurs sur le côté droit du ventre et cela peut rendre irritable.

> Au début, les techniques aggravent légèrement les symptômes du déséquilibre énergétique qu'elles sont censées améliorer à long terme.

Ce type de réaction dure environ 48 heures après la première séance et peut parfois se répéter après la deuxième et la troisième séance, suivant l'importance du déséquilibre. Ce sont des réactions bénignes et plutôt rassurantes, elles montrent que la séance a été efficace. Cependant, en cas de doute, il est important de communiquer avec votre professionnel d'ayurveda et il doit être à votre disposition pour les clarifier.

Vous percevrez les bienfaits à partir du troisième jour après la séance et ces améliorations vont devenir plus durables avec chaque séance, si bien sûr votre professionnel d'ayurveda a bien évalué les déséquilibres et appliqué les bonnes techniques. S'il y a plus d'un déséquilibre présent en même temps, une à deux séances seront nécessaires, avant que votre professionnel d'ayurveda n'arrive à la technique appropriée ; au début, votre patience et votre tolérance sont d'or.

Comment peut-on améliorer des déséquilibres énergétiques chroniques ?

Les cellules du corps humain ont une mémoire. Lorsque le corps souffre d'un déséquilibre pendant une longue période, les sensations qui l'accompagnent sont enregistrées dans sa mémoire "cellulaire". Après la séance initiale, même s'il y a une répartition plus égale de l'énergie dans les méridiens et dans les centres énergétiques, votre corps va revenir naturellement vers son état précédent de déséquilibre, qui est en fait son état habituel. Plusieurs séances sont donc nécessaires pour faire oublier aux cellules l'état énergétique du début et pour enregistrer le nouvel état comme une nouvelle mémoire. On ne peut pas passer outre et le nombre de séances dépend de la chronicité de votre trouble et de votre volonté à coopérer avec votre professionnel d'ayurveda.

Votre corps a besoin de temps pour s'ajuster à son nouvel état énergétique après chaque séance, c'est pourquoi, les séances ne doivent pas être trop rapprochées les unes des autres. Car cela n'accélère pas le processus de renouvellement de votre mémoire cellulaire. Votre corps a besoin d'environ 3 semaines pour de tels réajustements et suivant votre "résistance cellulaire" et la nature de votre trouble, votre professionnel d'ayurveda peut vous demander de revenir toutes les 2 à 4 semaines au début.

De plus, votre professionnel d'ayurveda vous suggérera normalement des exercices de respiration, des contractions de yoga et de simples règles d'hygiène de vie dans des mesures raisonnables (c'est un travail d'équipe pour le propre bien du client). C'est important pour prolonger les bienfaits entre les séances. Au début, le corps et l'esprit résistent à ces changements et c'est normal de se sentir déstabilisé, mais vous ne devez pas vous décourager. Chaque chute vous fait avancer en vous rendant plus fort si vous prenez le temps d'en comprendre les raisons. Ne soyez pas trop dur avec vous-même et pensez que la prochaine chute se produira beaucoup plus tard que la précédente. Votre professionnel d'ayurveda vous tient la main pour les premières étapes vers votre rééquilibre, sa répétition vous aide à renforcer votre volonté et votre persévérance et à enregistrer les changements comme des réflexes naturels en vous. Une fois que vous avez acquis ces réflexes, les techniques deviennent plus efficaces pour prévenir votre régression et pour retrouver votre équilibre relatif.

Votre professionnel d'ayurveda, en vérifiant vos centres énergétiques et vos méridiens, peut estimer le programme des séances.

Mais comment pouvez-vous juger de vous-même si les techniques marchent ou pas ? C'est en observant la fréquence et l'intensité de vos crises qui suivent vos séances.

Disons que vous êtes une femme dominée par la bile, qui ressent des troubles digestifs comme des brûlures d'estomac, des reflux acides, des maux de tête comme des migraines, une mauvaise haleine, une forte irritabilité ou des excès de colère. Cela vous arrive deux fois par semaine en moyenne. Je considère que les séances sont efficaces durant les trois premiers mois si votre crise se réduit à une fois par semaine, ensuite à une fois toutes les deux à trois semaines pendant les 6 mois suivants, à une fois toutes les 8 semaines après un an et finalement tous les 6 mois à long terme, et à chaque fois l'intensité de la crise doit se réduire. Finalement, vous arrivez à un point où la crise ne sera pas totalement absente mais sa fréquence et son intensité ne vous dérangeront plus.

Souvenez-vous que **les qualités et les faiblesses d'une constitution vont de pair** et il est pratiquement impossible à un professionnel d'ayurveda d'éliminer totalement vos faiblesses. J'essaie de vous mener à un point où vos faiblesses naturelles ne vous incommodent plus, et tout en restant en harmonie avec votre constitution, vous pourrez tirer avantage de vos qualités. **La philosophie orientale accepte le dualisme perfection/imperfection comme faisant partie d'un même état**.

Le rétablissement de l'équilibre et son maintien dépendent beaucoup de vous. Voici quelques points importants à tenir compte :

1. **Vous devez reconnaître vos propres fragilités et les facteurs qui les provoquent**. Et autant que vous le pouvez, vous devez prendre des précautions pour éviter les influences de ces facteurs. Cela ne signifie pas, par exemple, que vous devez quitter votre travail parce que votre chef vous irrite, ce qui vous donne alors des troubles digestifs et des maux de tête. Mais vous devez apprendre à vous concentrer sur votre respiration quand vous parlez à votre chef pour que son agressivité ne vous affecte pas. Les règles d'hygiène de vie vous aideront aussi à être moins susceptible.

2. **Vous devez considérer votre professionnel d'ayurveda comme un membre de votre équipe** et même s'il ne peut pas changer les facteurs de stress de votre vie, il peut préparer votre système et vous suggérer des manières de mieux gérer votre stress. Un canal ouvert de communication est nécessaire et lorsque la gêne devient insupportable, vous pourrez vous tourner vers lui et plus tôt ce sera, mieux il pourra éviter l'aggravation du déséquilibre.

3. **Votre propre système est plus robuste que l'on veut bien vous faire croire aujourd'hui**. Par conséquent, durant votre rétablissement, vous ne devez pas être gênés plus qu'il le faut par de petits troubles. Plus vous avez la foi en votre propre force, moins vous serez vulnérable aux excès.

4. **Il est préférable de considérer le stress comme un facteur positif et motivant**. Il apporte une influence négative quand vous le laissez causer des tensions en vous, via votre propre perception de son amplitude. De manière semblable, les "émotions négatives" comme la colère, la mélancolie vous harcèlent plus lorsqu'elles vous intimident. Si vous les acceptez comme des émotions normales de la vie et si vous leur faites face avec pondération, elles disparaîtront. Il est aussi nécessaire de ressentir une large palette d'émotions

dans la vie quotidienne pour mûrir : la colère et la mélancolie contribuent autant à notre vie que la joie. Tout comme les goûts moins plaisants (acide, piquant) sont aussi nécessaires que les goûts plaisants (sucré) pour la stimulation par les papilles gustatives des différentes parties de notre cerveau. **On a besoin de différentes émotions, positives ou négatives, en modération pour le développement émotionnel général**. Un excès de joie cause une certaine fragilité en attaquant les méridiens du cœur et du péricarde, tout comme un excès de colère provoque des troubles biliaires. Il est donc raisonnable de modérer ses émotions.

Lorsque votre trouble d'origine n'est plus une crise, vous pouvez réduire la fréquence des séances. À ce stade, votre système est devenu autonome pour gérer vos propres déséquilibres en grande partie, un état qu'un vrai professionnel d'ayurveda aimerait voir. Il vous dira très certainement de réduire les visites à ce niveau.

Je ne veux cependant pas dire que vous ne devriez pas revoir votre professionnel d'ayurveda de temps en temps après la fin de vos séances. En général, je conseille de revenir une fois tous les deux ou trois mois pour les deux principales raisons suivantes :

- **Une fragilité reste une fragilité pendant toute la vie**. Le dialogue que vos cellules ont avec les mains du professionnel d'ayurveda et l'alchimie que vous ressentez avec lui vont très loin dans votre inconscient pour éviter que les troubles ne soient récurrents.

- **Ces séances préventives** vous aident à vous recentrer sur vos règles d'hygiène de vie que vous aurez peut-être finies par oublier sous la pression de la vie active.

Chapitre IX

Les influences des éléments nutritionnels sur l'énergie

Il faudrait un livre en entier mais ici, je ne parlerai que des liens entre le goût et l'énergie, comment les goûts variés peuvent-ils affecter notre état énergétique en influençant la chimie dans notre organisme.

Le goût affecte le fonctionnement de notre système nerveux et l'équilibre des *cinq éléments* dans notre corps. En fait, les papilles gustatives sur notre langue sont classées en six goûts : sucré, acide, salé, amer, piquant et astringent. Lorsqu'elles perçoivent un goût, elles envoient un message vers notre cerveau. À partir de là, les signaux vont vers différentes parties de notre organisme et affectent notre digestion, la composition des cellules, des organes ou leur fonctionnement énergétique. Prenons-les un par un :

Sucré – ses éléments sont l'*eau* et la *terre*. Il est nourrissant, calmant, rafraîchissant et satisfaisant. En modération, il réduit les troubles de la bile, donne une belle peau, de beaux cheveux, une belle voix et de la force. Il encourage la sensualité. En excès, il provoque des troubles liés aux mucosités : lourdeur, léthargie, perte d'appétit, indigestions, constipation ou rhumes.

Acide – il est la *terre* et le *feu* et son énergie est légère et chaude. En modération, il encourage l'action, excite l'esprit, augmente le *feu* digestif et renforce la circulation. En excès, il provoque des troubles biliaires et des déficiences sexuelles.

Salé – il est l'*eau* et le *feu* et son énergie est lourde et chaude. En modération, il encourage l'action, favorise la digestion, détend les muscles tendus, réduit la rétention de fluide, prévient l'accumulation des toxines et donne un bon teint. En excès, il provoque des troubles biliaires et des mucosités, détruit la virilité et fausse les fonctions des organes de sens.

Piquant – il est *air* et *feu*, son énergie est légère, chaude et sèche. En modération, il stimule le *feu* gastrique, affine les sens, purifie le sang, augmente la circulation et adoucit les mucosités. En excès, il augmente la chaleur du corps, détruit la virilité et provoque des problèmes biliaires et d'*air*.

Amer – il est *air* et *éther* ; son énergie est légère et froide. En modération, il purifie le sang, favorise la digestion, détruit les vers intestinaux, raffermit la peau et la chaire, et excite le système nerveux. En excès, il provoque des troubles d'*air* (inquiétudes, brûlures dans les articulations…).

Astringent – il est *air* et *terre* ; son énergie est lourde, froide et sèche. En modération, il purifie le sang, renforce le système vasculaire et aide à l'assimilation de la graisse. En excès, il ralentit le métabolisme, provoque des distensions d'organes viscéraux et des troubles d'*air*.

Chaque type de constitution a une tendance naturelle vers certains goûts. Par exemple, les personnes dominées par la bile ont un goût prononcé pour le sucré, l'amer et l'astringent. Il leur faut éviter de manger piquant, acide et salé en excès pour ne pas augmenter leur susceptibilité vers les déséquilibres communs de ces constitutions.

Une analyse précise de la constitution et des compatibilités alimentaires requiert plus de travail qu'un simple livre de recettes, il faut consulter un spécialiste. Cependant dans la deuxième partie, vous trouverez des suggestions d'utilisation d'épices suivant les différents troubles énergétiques. Il faut également suivre des bases d'hygiène raisonnables et faciles pour une vie saine, mais étant donné notre rythme de vie actif, il ne faut pas non plus en faire une obsession. **Une hygiène alimentaire excessive ne serait pas réaliste à suivre ; cela peut même rendre quelqu'un mentalement allergique à des éléments auxquels il n'était pas sensible avant.**

Chapitre X

Quelques influences obscures sur l'énergie

Dans ce chapitre, je vais tenter d'expliquer quelques-uns des facteurs les plus obscurs des troubles énergétiques d'un point de vue logique. Même s'ils sont en quelque sorte acceptés dans plusieurs thérapies occidentales, ils restent souvent des mystères dans l'esprit de certains de mes clients. Il me serait, malgré tout, impossible d'en expliquer les subtilités dans le cadre de ce livre. Mon objectif principal ici est de vous faire comprendre les influences de tels facteurs dans la vie de tous les jours pour que vous les considériez comme un état normal "d'équilibre relatif". La littérature disponible sur ces sujets est vaste et par conséquent, je vais garder ma méthode préférée, celle des exemples.

Comment la ***couleur*** affecte-elle votre état d'équilibre ? Souvenez-vous que l'une des fonctions les plus importantes de la bile, dans la tradition orientale, est la captation de la lumière. Chaque couleur a une énergie vibratoire qui affecte le bon équilibre des *cinq éléments* dans le corps. Prenons l'orange ou le jaune par exemple ; ces couleurs aident à lâcher de l'*air* et des mucosités dans le corps, mais, en excès, peuvent causer des troubles de la bile. Elles ont un pouvoir décongestif, stimulant et favorisent la compréhension et l'intelligence.

Les ***senteurs*** affectent les fonctions énergétiques de vos organes viscéraux et donc les émotions qui y sont associées. Par exemple, les senteurs boisées du bois de santal ont des vibrations anti-inflammatoires et rafraîchissantes. Elles agissent sur les troubles biliaires et leurs émotions associées. Ce n'est pas surprenant que le comportement et les humeurs des gens changent avec les senteurs. De plus, une utilisation prolongée d'une même senteur permet à votre cerveau de l'enregistrer, comme une "mémoire de sensation", de même qu'une odeur distante de cette senteur peut vous sauver dans vos moments de détresse.

Le ***cycle lunaire*** affecte l'équilibre quotidien des *cinq éléments* dans votre corps. Par exemple, pendant la pleine lune, sa force magnétique augmente l'eau des océans ; la même force stimule l'élément *eau* dans votre corps et crée des rétentions d'eau et d'autres troubles de mucosités. La sensation de jambes lourdes fait partie de l'équilibre relatif pendant le cycle lunaire. Durant cette période, les cas d'asthme chez les enfants et les personnes âgées et les troubles prémenstruels chez la femme sont plus fréquents. Au contraire, à la nouvelle lune, l'énergie solaire domine et puisque cette énergie a un effet direct sur le système biliaire, il est normal d'avoir des troubles de la bile pendant cette période.

Les ***pierres précieuses*** et les ***métaux*** ont une énergie vibratoire qui peut altérer l'équilibre des *cinq éléments* dans votre corps. Par exemple, la perle a un effet rafraîchissant et aide les troubles biliaires. Le cuivre, en plus de tonifier votre système biliaire, aide la rate et le système lymphatique. L'or est un tonifiant des nerfs et peut avoir des bienfaits contre l'hystérie ; mais il peut aussi causer des troubles biliaires.

La place du bijou a aussi une influence sur les méridiens. Par exemple, une partie du lobe de l'oreille est connectée à certains nerfs crâniens. En portant une boucle d'oreille en métal, notre organisme est ainsi relié à l'énergie magnétique et aux ions de l'environnement. Par exemple, le lobe droit est un point de terminaison de trois méridiens très importants et forme le *canal droit* pour l'énergie solaire dans notre corps. Une grande boucle d'oreille en or à cet endroit peut contribuer à mettre fin à une période d'inertie prolongée.

Chapitre XI

Les bienfaits des séances ayurvediques

Dans ce chapitre, je vous donnerai une vue générale des bienfaits du traitement des troubles énergétiques par les techniques ayurvediques. Vous verrez des exemples spécifiques dans les études de cas de la deuxième partie du livre. Il ne s'agit pas d'une liste exhaustive mais les principaux bienfaits sont les suivants :

1. ***Effets énergétiques sur les organes viscéraux*** : comme décrit précédemment, chaque organe a un rôle énergétique – il affecte le fonctionnement physique et émotionnel. Par exemple, le foie participe à la digestion de la graisse et gère la colère. Les techniques sur le méridien du foie peuvent éliminer la stagnation énergétique du foie et améliorer son fonctionnement énergétique.

   Un excès d'énergie dans le méridien du foie, provoque des congestions énergétiques musculaires sur la zone réflexe énergétique du foie au niveau du dos, ce qui pourra finalement causer un décalage vertébral. L'élimination des blocages énergétiques dans le méridien du foie améliore notre posture et réduit la douleur dans ce cas.

De même, la zone réflexe énergétique de l'utérus est située dans le bas du dos et souvent une douleur bilatérale dans cette zone en relation avec l'utérus, est interprétée à tort comme une tension du muscle local. Un travail énergétique sur les méridiens de menstruation et de la lactation est nécessaire pour résoudre ce problème efficacement.

Cela ne veut pas dire que seuls les organes viscéraux peuvent provoquer des tensions musculaires mais il s'agit d'un des facteurs souvent mis de côté par les professionnels.

Selon les principes énergétiques orientaux, les reins produisent "la moelle" qui est présente non seulement dans la moelle épinière de la colonne vertébrale, mais aussi dans le cerveau, les nerfs, les os, les ongles et les cheveux. La rate contrôle les muscles, et le foie contrôle les ligaments et les tendons. De ce fait, pour un bon fonctionnement des muscles et des os, il ne doit pas y avoir de blocage énergétique.

2. ***Effets sur la peau selon les principes énergétiques orientaux*** : plusieurs organes viscéraux affectent la santé de notre peau, les poumons contrôlent l'humidité de la peau et des cheveux en ouvrant et en fermant ses pores, le cœur contrôle l'éclat de la peau et le système biliaire contrôle sa température et l'élimination de ses toxines. L'élimination des blocages d'énergie dans les méridiens associés à ces organes améliore ainsi la santé de la peau.

   La chute de l'essence sexuelle a un effet négatif sur la santé de la peau. Les personnes qui ont une vie sexuelle excessive ou irrégulière peuvent perdre leur essence sexuelle plus vite que les autres, favorisant la venue prématurée de rides, de perte de cheveux ou de cheveux gris et un manque d'éclat dans les yeux. En rétablissant la vitalité des reins (ils maintiennent l'essence sexuelle), par les techniques énergétiques ayurvédiques et quelques règles d'hygiène de vie, on peut retarder le déclin de l'essence ou même dans certains cas, l'améliorer.

3. ***Effets sur la circulation*** : notre cœur contrôle la circulation sanguine. D'après les principes énergétiques orientaux, le niveau de sang dans le système circulatoire est régulé par le foie et la rate. De plus, la rate contrôle la circulation lymphatique. Par conséquent il est essentiel qu'aucune stagnation d'énergie ne soit présente dans les méridiens associés à ces organes pour un bon système circulatoire.

4. ***Effets sur le système immunitaire*** : suivant les principes énergétiques orientaux, l'immunité a deux niveaux - l'immunité superficielle qui nous protège des maladies bénignes, des troubles émotionnels légers et une immunité profonde qui nous protège des maladies sérieuses, des problèmes émotionnels profonds. Les deux principaux organes associés à l'immunité sont les poumons et la rate. Une circulation fluide de l'énergie vitale dans les méridiens (et dans les méridiens complémentaires) est importante pour le maintien de l'immunité.

5. ***Effets sur la tolérance de la douleur*** : l'état de votre équilibre énergétique détermine votre niveau de tolérance à la douleur. Plus vous avez des déséquilibres, plus vous percevez la douleur. Par exemple, si le méridien du système biliaire est trop réactif, vous êtes susceptible d'être hypersensible à la pression de vos collègues. Les méridiens de la bile contrôlent les ligaments, les tendons et la sensibilité à la lumière ; de ce fait, l'absence d'énergie stagnante dans le système biliaire réduira aussi votre susceptibilité aux douleurs musculaires et à vos maux de tête.

6. ***Effets sur les systèmes nerveux et endocriniens*** : la relation est très complexe et je préfère l'expliquer par un exemple. Le centre du cerveau qui gère notre respiration, contrôle aussi, parmi d'autres, nos activités endocriniennes. Sous pression, notre respiration rapide et superficielle, crée un blocage dans le méridien de la respiration et dans les muscles accessoires à la respiration. Cet état est communiqué à notre cerveau par des liaisons nerveuses, qui, en retour, renvoient un signal aux

glandes endocriniennes pour sécréter des hormones du stress. En d'autres termes, le rythme de notre respiration pourra provoquer la génération d'hormones du stress. Les techniques de respiration du Yoga (*pranayamas*), soigneusement exécutées, peuvent briser ce cercle vicieux, éliminer le blocage dans le système respiratoire et finalement stopper la sécrétion d'hormones du stress. De plus, quelques-unes des techniques manuelles sur les chakras de la gorge et du sternum peuvent stimuler les parties de notre système nerveux qui contrôlent la digestion, la circulation, etc.

7. ***Effets sur la concentration*** : l'excès d'énergie du *chakra* du front peut surstimuler le système limbique de notre cerveau et ainsi réduire notre capacité de concentration. Cela se produit souvent quand les éléments volatiles de notre corps (l'*air*, le *feu*) dominent car les éléments denses (la *terre* et l'*eau*) ne sont plus assez forts pour ancrer l'énergie dans les deux *chakras* inférieurs. C'est comme si l'énergie était "dans la partie supérieure de notre corps". Si on disperse l'énergie dans les centres supérieurs et si on renforce les centres inférieurs, un effet presque immédiat se produit sur notre concentration.

8. ***Effets sur la fatigue*** : les trois principales sources de fatigue sont le surmenage intellectuel, la stimulation trop importante de certains muscles et l'accumulation de toxine (des produits dérivés du métabolisme cellulaire). Mais, il peut y avoir plusieurs types de fatigue, selon l'élément prédominant chez vous à un moment donné. Vous pouvez être, par exemple, plus fatigué le matin jusqu'à 11 heures (fatigue de type *feu*) ou avoir un coup de barre vers quinze heures (fatigue de type *terre*). Si votre état est chronique, vous pouvez sentir la fatigue toute la journée et ne pas avoir un sommeil réparateur. La fatigue s'accumule généralement dans votre corps de la manière suivante.

Si vous allez au-delà de vos limites, le système nerveux économise sur les activités internes et envoie plus d'énergie vers l'extérieur. Vous avez alors l'impression d'avoir des pics d'énergie tout au long de la journée. Si vous continuez ainsi, la réserve s'épuise et vous ressentez soudainement une grosse fatigue. De plus, puisque les organes internes ne reçoivent pas suffisamment d'énergie, ils ne fonctionnent pas correctement pour remplir la réserve.

Les techniques manuelles ayurvediques peuvent renverser cet effet en redistribuant l'énergie vitale dans le corps, en envoyant plus d'énergie dans les organes internes. La fatigue que vous ressentez pendant 48 heures après la séance, vient du processus de récupération, cela vous force à vous reposer. La détente des muscles et l'élimination des déchets du métabolisme vous aident à récupérer plus rapidement.

9. ***Effets sur le sommeil*** : la qualité de notre sommeil est déterminée par des éléments plus denses, comme la *terre* et l'*eau*. Cependant ces éléments sont "contrôlés" par des éléments volatiles comme l'*air* et le *feu*. Donc, suivant leur prédominance, l'insomnie peut être de plusieurs types - des difficultés pour s'endormir, mais aucun réveil nocturne ou l'inverse avec des réveils systématiques à certaines heures de la nuit (les réveils entre 1 heure et 3 heures du matin sont, par exemple, souvent dus à un excès de *feu*). En éliminant ces blocages énergétiques, et en rétablissant l'équilibre des *cinq éléments*, votre sommeil sera bien meilleur.

10. ***Effets sur la dépression*** : les principes énergétiques orientaux parlent de **cinq différents types de dépression** suivant les éléments perturbés. Alors qu'une dépression de type *eau* est caractérisée par une chute d'énergie en début de soirée et un excès de mélancolie, une dépression de type *feu* se manifeste plutôt par un comportement hystérique avec des sautes d'humeur et un manque d'énergie en début de matinée. Dans ces conditions, il faut traiter les méridiens appropriés.

De plus, les senteurs ont une forte influence pour traiter les dépressions ; des huiles comme l'eucalyptus et le pin sont efficaces pour les **dépressions de type *eau*** alors que les essences boisées et florales (santal, jasmin, cèdre) sont efficaces pour les **dépressions de type *feu*** (voir dans les études de cas).

> Cependant, il faut prendre de grandes précautions en cas de dépressions, car certaines techniques manuelles peuvent être contre-indiquées. Par exemple, une personne déprimée qui a une tendance à l'hypotension ne doit pas être traitée, durant les crises, par des techniques de manipulation énergétique.

11. ***Effets sur les impulsions*** : des comportements alimentaires impulsifs sont souvent liés aux déséquilibres de centres énergétiques inférieurs et aux deux méridiens complémentaires qui commencent dans le périnée (cela explique certainement pourquoi les troubles alimentaires sont souvent accompagnés de troubles sexuels). L'accoutumance au tabac est corrélée par un excès dans le centre d'énergie du sternum et de la gorge et dans les méridiens des poumons et du péricarde. De ce fait, le traitement de ces déséquilibres énergétiques réduit les impulsions et aide à développer une attitude d'indifférence à l'accoutumance.

12. ***Effets sur les relations*** : le méridien du cœur contrôle la relation avec soi-même alors que le méridien du péricarde contrôle les relations avec les autres. Ainsi, chez les gens qui ont des problèmes relationnels, il faut travailler sur ces deux méridiens et leurs canaux énergétiques complémentaires.

13. ***Effets sur l'efficacité*** : l'efficacité peut être divisée en deux niveaux – la conception et l'exécution. Les méridiens du système biliaire dirigent notre vision, la planification à long terme et la prise de décision alors que le méridien de l'intestin grêle contrôle la pensée analytique et la clarté d'esprit. Les méridiens de la rate, et de l'estomac contrôlent la précision et la praticité, qui sont les deux plus importantes qualités pour transformer la pensée en action.

Chez une personne dynamique, lorsque ce système est perturbé à cause de difficultés personnelles ou professionnelles, la force biodynamique se transforme en inquiétude et pensées obsessives. La personne manque alors d'efficacité globale, de concentration et son activité diminue. Des techniques manuelles efficacement administrées, avec des huiles appropriées, peuvent éliminer cette stagnation.

14. ***Effet sur le poids*** : le poids est le résultat de l'équilibre entre ce que nous absorbons et assimilons (anabolisme) et ce que nous utilisons (catabolisme), les deux étant liés à un facteur appelé *taux de métabolisme de base*. Ce taux est individuel et détermine la consommation d'énergie de nos activités journalières. Les centres d'énergie ont une forte influence sur le métabolisme. Ainsi un travail énergétique sur ces centres, combiné à une bonne hygiène de vie, peut vous aider à gérer votre poids efficacement.

Chapitre XII

Les contre-indications des séances ayurvédiques

Il y a quelques contre-indications dans le traitement des troubles énergétiques et même si vous êtes déçus de ne pas pouvoir avoir une séance, il est de votre intérêt, à long terme, de respecter la recommandation du professionnel d'ayurveda et revenir plus tard. Une séance refusée est tout aussi une perte pour vous que pour votre professionnel d'ayurveda. Et celui-ci ne vous refusera jamais s'il n'y a pas de raisons valables. Parfois, il pourra vous demander l'autorisation de votre médecin traitant, la plupart du temps pour des raisons légales, et il est préférable de le faire.

Il est impossible de faire une liste de toutes les contre-indications dans le cadre de ce livre et je ne citerai donc que les plus importantes :

- Pendant une crise de migraine, les techniques manuelles sont normalement contre-indiquées. En effet, elles augmentent le volume de sang dans le système circulatoire et peuvent augmenter la pression dans la tête, ce qui empire la migraine et peut parfois être dangereux. Cependant, entre deux crises de migraines, elles peuvent être utiles pour les réduire.

- Une tension artérielle haute est souvent une contre-indication pour les techniques des méridiens des organes et de la tête, particulièrement sur les points de pression.

- Le premier trimestre de grossesse est délicat et il faut être prudent. Par exemple, une complication de l'utérus pendant cette période peut donner des douleurs dans ses zones réflexes énergétiques sur le dos ; cette douleur peut être interprétée comme une simple douleur musculaire dans la région lombaire. En cas de doute, consultez un médecin. Certaines huiles et points énergétiques sont contre-indiqués pendant la grossesse et pendant l'allaitement.

- Les huiles essentielles sont extrêmement concentrées et peuvent attaquer les couches de vos muqueuses. Il est préférable de ne pas les ingérer sans consulter un spécialiste qui connaît leur chimie et les dilutions.

- Les postures de yoga et des techniques de respiration doivent être pratiquées avec précaution en cas de pathologies diagnostiquées par un médecin. Par exemple, les postures la tête en bas sont strictement contre-indiquées en cas d'hypertension artérielle parce que, dans ces positions, le cœur envoie plus de sang dans les capillaires du cerveau, des yeux, etc., ce qui augmente la pression sur la paroi fragile de ces capillaires. De même, la surstimulation de ganglions nerveux dans la moelle épinière, par certaines contractions et exercices de respirations de yoga peut "sur-stimuler" la partie limbique du cerveau - la partie qui contrôle la conscience. Ou bien, une apnée trop longue durant certains exercices de respiration de yoga peut faire échapper l'air par l'oreille interne.

Deuxième partie

Études de cas

Les identités sont intentionnellement fictives.

Déficience énergétique de la rate et de l'estomac :

congestion énergétique dans le ventre, jambes lourdes, léthargie, inefficacité et pensées obsessionnelles

Carole, 32 ans, juriste, installée à Nantes, a un problème de léthargie chronique et d'inefficacité. Une de ses collègues lui a recommandé de venir me voir et elle vient lors d'un déplacement professionnel.

Son poids n'est pas excessif pour sa stature, mais ses pas sont inhabituellement lourds. Derrière ce masque de lassitude, je vois une personne dynamique et enthousiaste.

Ses troubles ont commencé environ un mois après son installation au Canada pour une mission professionnelle d'un an. Sa charge de travail était très lourde ; elle se sentait emprisonnée dans l'air confiné de son bureau. Elle avait arrêté son jogging matinal car elle ne se sentait pas en sécurité dans le quartier. Elle se sentait seule et isolée les week-ends.

Son pouls radial est fort. Sa langue est rouge et enflée, avec une couche jaune collante sur les zones correspondant à l'estomac et la rate, ce qui indique un excès de chaleur humide dans son corps, qui stagne dans le système digestif. Les marques de dents autour de sa langue montrent une certaine nervosité.

Son appétit est irrégulier, mais elle se force à manger. Elle a souvent le hoquet et occasionnellement des renvois, accompagnés de reflux acides et de nausées, environ une heure après les repas. Sa digestion est lente avec une sensation constante de distension dans la partie supérieure du ventre et une importante chute d'énergie après les repas. Elle a souvent des gaz et des selles fréquemment molles.

Elle se plaint d'un manque général d'enthousiasme pour la vie et même si elle était contente de revenir à Nantes, elle n'est plus aussi efficace au travail qu'auparavant.

- J'ai besoin de deux fois plus de temps maintenant, soupire-t-elle.

Elle n'aime pas la sensation de lourdeur en elle. Ses membres semblent trop lourds à mouvoir, elle est constamment découragée par trop de soucis, elle s'inquiète pour un rien. La fatigue mentale après le déjeuner l'empêche de se concentrer sur son travail l'après-midi, ce qui est très embarrassant lors de rendez-vous avec les clients.

- **Dormez-vous bien ? je lui demande.**
- Je n'ai pas de problème pour m'endormir mais j'ai besoin de beaucoup de sommeil et je n'arrive pas à récupérer.

- **Avez-vous repris vos activités sportives depuis que vous êtes rentrée en France ?**
- Je ne trouve plus le temps de faire quoi que ce soit.

Il s'agit d'un déséquilibre de l'élément *terre* même si la cause primaire est en fait l'élément *feu*. La surcharge de travail et le rythme de vie associé ont d'abord stimulé son élément *feu* pour que le corps puisse gérer la pression. Les changements climatiques et l'air confiné de son bureau ont aggravé la situation en provoquant une invasion de son élément *terre*.

La situation est un peu complexe car elle oppose deux éléments, l'un est la cause de l'autre. Si on traite la cause primaire, c'est-à-dire l'élément *feu*, cela risque de provoquer des réactions indésirables qu'elle ne peut pas se permettre car elle a d'importants rendez-vous l'après-midi même. Je décide alors de lui donner une séance plus tonifiante, pour contrecarrer temporairement la léthargie des déséquilibres de type *terre*, et je réserve l'élément *feu* pour une prochaine séance.

Je choisis l'huile essentielle de cardamome *(Elettaria Cardamomum)* car elle élimine la stagnation d'énergie dans le système digestif. De plus, sa senteur épicée et son énergie chaleureuse et sèche remontent le moral presque instantanément.

En plus d'un massage relaxant complet, je décongestionne l'énergie stagnée dans ses membres et soulage les méridiens de ses organes digestifs. L'énergie de certains muscles de l'abdomen et du bassin est congestionnée à cause des voyages fréquents, ce qui contribue à l'accumulation de fluides dans les membres inférieurs, et je la disperse. Les méridiens que je choisis pour cette séance sont la rate et l'estomac, pour disperser leur stagnation.

◦ Est-ce que je peux faire quelque chose entre les deux séances ? demande-t-elle, alors que je lui parle de stagnation dans son système digestif.
• **Oui, vous devriez prendre une cuiller à café de graines d'anis après vos repas, les mâcher et les avaler avec de l'eau. L'anis est bon pour améliorer les troubles digestifs. Vous devriez également éviter les aliments sucrés et acides le plus possible pour le moment.**

◦ Pourquoi ?
• **Le goût sucré augmente les mucosités dans le corps, alors que le goût acide augmente la bile. Les deux sont mauvais pour votre déséquilibre énergétique actuel.**

◦ C'est intéressant. Le goût affecte notre énergie alors.
• **Oui. Les papilles gustatives sont classées par goût et liées à votre cerveau. Suivant les goûts prédominants de vos aliments, elles fournissent différents stimuli à votre cerveau qui créent une chimie dans votre corps. Votre état énergétique dépend de cette chimie.**

◦ Et des horaires de repas réguliers ?
• **Les habitudes alimentaires régulières favorisent une meilleure sécrétion des sucs digestifs d'où une meilleure digestion. Mais ce n'est pas réaliste pour vous, lorsque vous êtes en mission, car non seulement vous avez des repas irréguliers mais aussi des déjeuners d'affaire où vous ne regardez même pas votre assiette, c'est ce qui doit provoquer le réflexe de sécrétion des sucs digestifs.**

- Est-ce que je devrais sauter le déjeuner ?
- Non, cela ferait du mal à votre estomac et à vos intestins.

- Comment ?
- Les sécrétions de vos sucs digestifs se font à intervalles réguliers. Si vous sautez un repas, ils attaqueront les bords de votre estomac et de vos intestins car il n'y aura rien à digérer. C'est comme si vous mettiez une casserole vide sur le feu. Le feu brûle la casserole. Je vous suggère plutôt de prendre des déjeuners plus légers mais de prendre un petit-déjeuner et un dîner bien équilibré.

- Mais on dit d'habitude qu'il vaut mieux prendre un déjeuner copieux et un dîner léger ?
- C'est vrai lorsque vous avez le luxe de pouvoir manger à la fois un bon déjeuner et un dîner en paix. Cependant, si vous mangez quelques heures avant d'aller vous coucher, votre estomac a suffisamment le temps de transférer la nourriture vers vos intestins. Pour ceux, par exemple, qui ont des problèmes respiratoires et une tendance à la hernie hiatale, c'est une nécessité. Ce qui est important c'est de regarder ce que vous mangez pour que votre organisme l'assimile facilement. Je suppose que vous n'avez pas ce luxe lors de vos déjeuners avec les clients ?

- Quel est le lien entre regarder dans mon assiette et l'assimilation des aliments ?
- Lorsque vous regardez ce que vous mangez, vous établissez un lien émotionnel avec la nourriture. Le stimulus visuel permet à vos organes digestifs de fournir plus de sucs digestifs pour mieux assimiler.

- Cela veut-il dire que je ne peux pas regarder la télévision le soir pendant mon dîner ?
- Vous pouvez regarder votre programme favori du soir, mais après le dîner, même si cela ne stimule pas nécessairement votre digestion. Certains programmes cependant, peuvent vous forcer à aller vous promener à l'air frais pour vous calmer avant de dormir et cela va définitivement stimuler votre digestion !

- Vous êtes sarcastique, dit-elle avec un sourire.
- **Pas du tout, voyons !**

- Allez ! Vous dites que l'excitation après le dîner est mauvaise pour la digestion. Et pourquoi ?
- **Notre système nerveux autonome est formé de deux parties : le sympathique et le parasympathique. La sécrétion d'enzymes et les rythmes des organes digestifs qui facilitent la digestion sont contrôlés par la division parasympathique alors que l'excitation est contrôlée par la division sympathique. Dans un état d'excitation, la division sympathique domine et met en veille les activités internes, la digestion entre autres, afin d'être capable de rediriger l'énergie pour faire face à la situation. Par conséquent la digestion en pâtit, ce qui n'est pas très "sympa" pour la partie sympathique de votre cerveau !**

- Est-ce que c'est le réflexe parasympathique dont vous parlez souvent ?
- **Exactement. Les techniques manuelles orientales relaxent en stimulant la division parasympathique. Cela force l'organisme à envoyer plus d'énergie vers l'intérieur pour renforcer les activités internes, affaiblies par le stress. Vous avez au final moins d'énergie qui va vers l'extérieur après une séance et vous vous sentez lourd pendant un moment. Le même effet entraîne un profond sommeil, ce qui est absolument nécessaire pour que vos muscles et vos nerfs récupèrent de la fatigue.**

- En d'autres termes, je vous paie pour être fatiguée après la séance ! Et pendant combien de temps, je serai fatiguée ?
- **Normalement 48 heures, mais cela peut varier suivant votre organisme et son état. C'est à votre professionnel d'ayurveda de juger cela et d'adapter ses techniques en conséquence pour que vous ne soyez pas fatiguée trop longtemps. La susceptibilité à la fatigue, après chaque séance, a tendance à se réduire au fur et à mesure des séances.**

- ∘ Est-ce qu'il peut y avoir d'autres réactions après la séance ?
- **Il peut y en avoir suivant les techniques utilisées. Le travail sur les méridiens et sur les organes viscéraux peut donner des réactions comme une légère sensation de gêne dans le ventre et des maux de tête. C'est normal car la technique aggrave légèrement les conditions qu'elle améliore ensuite. Cela peut aussi durer deux jours. En général, on peut en voir les bienfaits à partir du troisième jour.**

- ∘ Les bienfaits durent combien de temps ?
- **On peut s'attendre à ressentir les bienfaits pendant une semaine après la première séance, et la durabilité des séances augmente au fur et à mesure. Cependant vos propres efforts pour maintenir des règles de vie simples sont tout aussi importants pour faire durer les effets entre deux séances.**

Nous terminons sa première séance et je lui demande de revenir dix jours après.

Maintenant regardons de plus près ce qui s'est passé dans son cas, de la perspective des *cinq éléments*.

Carole est allée au Canada, en quelque sorte contre sa volonté, et une fois sur place, elle a fait de son mieux pour s'adapter à ce nouvel environnement et à sa charge de travail. Cela a sollicité son élément *feu* et asséché son élément *terre*.

Le rôle de la *terre* est de prendre conscience d'un concept apporté par le *feu,* de lui donner une forme concrète, ce qui est un processus vital pour l'adaptation à un nouvel environnement. Cela se fait par la création de pensées concrètes et leur mise en action. Lorsque ce processus naturel de transformation est bloqué et que l'on est incapable de tirer des conclusions, cela provoque obsessions et inefficacité. La stagnation affecte rapidement les fonctions énergétiques des deux organes associés à l'élément *terre*, la rate et l'estomac.

Selon les principes énergétiques orientaux, la rate transforme les aliments ingérés en énergie nutritive et la transfère vers les organes viscéraux. Une rate en bonne santé est nécessaire pour la digestion et l'absorption ; si ce processus est altéré, la digestion est perturbée et on a finalement un faible appétit, des gonflements abdominaux, des selles molles et des accumulations de fluides dans l'organisme. La rate produit aussi des cellules immunitaires, elle contrôle le passage de l'énergie vitale vers les poumons (un organe important pour la défense immunitaire et l'optimisme) et assure le tonus des muscles des membres (c'est important car les muscles servent de pompe pour drainer spontanément les lymphes).

L'estomac prépare tout d'abord la nourriture qui est ensuite raffinée par la rate. Il transfère également l'énergie nutritive vers les membres. Un estomac en bonne santé fait descendre la nourriture dans l'intestin grêle, à défaut, cette fonction crée un reflux gastrique dans l'œsophage, le hoquet, des renvois et des nausées.

Le déséquilibre de la rate et de l'estomac de Carole est causé par la stagnation d'énergie vitale dans les méridiens de la bile, un processus qui vient d'un sentiment d'emprisonnement dans une situation sans compromis à Toronto. Sa rate affaiblie a dérangé initialement le processus digestif et son assimilation, ce qui a provoqué des distensions abdominales et une accumulation de fluide excédentaire vers les membres. L'efficacité de son processus de pensée s'est réduite.

Pour compenser, elle s'est tournée vers la nourriture, ce qui a provoqué la stagnation de l'énergie dans l'estomac qui s'est graduellement développée en énergie rebelle et s'est manifesté par le reflux acide, les gonflements et les nausées. De plus, comme la rate n'a pas pu envoyer l'énergie vitale vers le système respiratoire, elle s'est sentie oppressée et la mélancolie s'est installée sous forme de renonciation. Elle a perdu, dans une certaine mesure, le sentiment d'être, et, à son retour en France, son problème a persisté.

Quand elle entre dans mon cabinet pour sa seconde séance, je remarque deux améliorations : elle est plus enthousiaste et elle marche avec plus de détermination.

- C'était vraiment difficile de prendre ces graines. Elles n'ont pas bon goût, dit-elle en se déshabillant.
- **Vous les avez prises pendant combien de temps ?**
- Pendant environ une semaine, après, j'ai arrêté car je devais voyager.

- **Vous êtes-vous sentie mieux pendant ces jours ?**
- Moins de nausées et de gaz probablement. Pendant combien de temps, je dois continuer à les prendre ?
- **Pendant environ trois mois. Au début, elles vont diminuer les troubles digestifs et à long terme, elles vont travailler sur votre constitution. Les voyages ne doivent pas vous poser de problèmes car vous pouvez emporter les graines dans une petite boîte.**

- Je crois que j'ai eu moins de brûlures dans mes urines. Est-ce que cela a un lien ?
- **L'anis est diurétique, et élimine donc les blocages urinaires en réduisant les sensations de brûlure. Il réduit les selles molles causées par la présence excessive de mucosités dans le système digestif et il régule les règles lorsqu'elles sont irrégulières. Mais l'anis est contre-indiqué en cas d'hypertension.**

Cette fois, je traite son élément *feu* et en travaillant sur ses méridiens, je m'aperçois que certains points sont extrasensibles. Cela signifie des réactions potentielles comme des maux de tête et je la préviens. Elle m'appelle le lendemain.

- Ce n'est pas un mal de tête fort mais il persiste. Il a commencé quelques heures après la séance.

- **Où avez-vous mal à la tête ?**
- Surtout derrière.

- **Avez-vous remarqué d'autres changements ?**
- Oui, des nausées et des sensations de brûlure dans les yeux. Je ne suis pas de très bonne humeur non plus.

- **C'est normal car la séance agit sur les méridiens de votre système biliaire. Rappelez-moi si la situation s'empire.**

Elle n'a pas eu besoin de me rappeler. Notre séance suivante se déroule deux semaines plus tard.

- Je ne dors plus que six heures par jour maintenant et je ne me sens plus fatiguée, dit-elle en s'allongeant sur la table.

Elle tourne sa tête vers moi et pour la première fois je vois ses yeux briller.

- **Vous avez repris le jogging ?**
- Pas encore.
- **Vous devriez reprendre maintenant. Ne commencez pas par un circuit trop ambitieux. Donnez-vous deux à trois mois pour retrouver votre niveau initial. Si vous le pouvez, faites-le le matin.**

- Pourquoi ?
- **L'air relativement frais du matin travaille sur le centre d'énergie de votre gorge et stimule votre métabolisme.**

- Je ne suis pas sûre de pouvoir aller aussi vite qu'avant.
- **Vous n'en avez pas besoin. Ce n'est pas la vitesse qui est importante pour stimuler votre métabolisme mais le rythme de votre cœur et la durée du jogging. Mesurer votre pouls pendant les trois prochains jours dès que vous vous levez, faites une moyenne, multipliez-la par 1,5 et vous obtiendrez le pouls idéal pour le jogging. À ce rythme, vous pouvez courir pendant 45 minutes tous les trois jours.**

- ◦ Pourquoi tous les trois jours ?
- • **Si vous pratiquez des exercices cardio-vasculaires à votre rythme cardiaque optimal 45 minutes chaque fois, votre métabolisme de base augmente et pendant deux à trois jours après votre activité sportive, vous continuez à brûler des calories à un haut niveau durant toutes les activités quotidiennes. Vous pouvez donc faire les exercices tous les 3 jours, c'est suffisant. De plus, la fréquence est plus réaliste pour des gens actifs comme vous. Si vous êtes trop ambitieuse et voulez faire un jogging quotidien, c'est un rythme difficile à tenir et cela ne peut vous apporter que de la frustration.**

- ◦ Tout ceci ne se serait pas passé si on ne m'avait pas envoyée au Canada.
- • **Mais vous avez appris quelque chose de nouveau et d'utile.**
- ◦ Au péril de ma santé et de mes amis.
- • **Pas nécessairement. On ne doit pas toujours éliminer un cheval de course blessé. Soignez-le, il ira encore plus vite. C'est ce que les vrais amis font, du moins.**
- ◦ C'est gentil de votre part !
- • **C'est mon travail tout simplement.**

- ◦ Est-ce que mon équilibre sera comme avant ?
- • **Peut-être meilleur. Une fois que vous raccommodez un tissu, les coutures restent. Votre expérience au Canada vous empêchera inconsciemment de retomber dans les mêmes situations dans le futur, ça, c'est le bon côté de vos souffrances. Les séances ont lavé la "mémoire cellulaire" de votre déséquilibre énergétique et l'ont remplacée par une toute fraîche et équilibrée. Donc, en ce qui concerne votre équilibre, vous pouvez être rassurée.**

Durant cette séance, je travaille essentiellement sur les méridiens de son système circulatoire et de son métabolisme. Je lui rappelle aussi de continuer de prendre les graines d'anis pendant au moins trois mois.

****

Carole est maintenant cliente depuis plus d'un an. Elle a perdu presque tout son excès de poids qu'elle n'a pas repris, ses accès de mélancolie inexpliqués et ses fringales. Elle n'a pas changé de travail mais a pu négocier avec son employeur une promotion et moins de déplacements. Elle s'inquiète maintenant beaucoup moins et est beaucoup plus agréable au travail ; elle a retrouvé l'enthousiasme de la vie sociale. Même si elle est encore célibataire au moment où j'écris, elle met de l'importance sur les valeurs familiales et deux soirs par mois, elle garde sa nièce et l'aide à faire ses devoirs.

Chaleur humide dans le système uro-gynécologique :

infections à répétition, douleur bilatérale en bas du dos, œdème facial, manque de libido et fatigue le soir

Karna m'a appelé après avoir lu un article sur mes techniques dans un magazine féminin. Elle a des douleurs chroniques dans le dos depuis maintenant six mois et ces douleurs se sont intensifiées durant les deux dernières semaines. Des manipulations locales l'ont temporairement soulagée, pendant au maximum trois jours. Elle a lu les paragraphes sur les *chakras* dans l'article, même si elle n'était pas exactement sûre de ce que c'était réellement elle se demandait si cela pouvait avoir un lien avec ses douleurs. Pendant mon entretien téléphonique, je lui demande plus d'informations sur ses douleurs. Elle me dit que ce sont des douleurs bilatérales qui s'aggravent en fin d'après-midi et le soir. Il y avait un sentiment d'insécurité et de peur dans sa voix. Elle m'implore de prendre un rendez-vous très rapidement.

Quand elle entre dans mon cabinet, je remarque des cernes sombres sous ses yeux et un léger œdème sur son visage, ce qui n'est pas courant chez une femme de 27 ans. Je lui propose de s'asseoir sur une chaise pour remplir un questionnaire de routine mais elle s'enfonce sur un sofa. Après avoir rempli le questionnaire, lorsqu'elle se dirige vers les toilettes, je remarque que sa posture a tendance à pencher vers l'arrière.

Lors des palpations, ses muscles dorsaux inférieurs sont sensibles et les muscles du bassin sont tendus. En position allongée, quand je lui demande d'inspirer et d'expirer complètement, je vois que le bas de son ventre est légèrement gonflé.

Elle a fait de la danse classique pendant 12 ans en Suède. À Paris, elle a deux travails – un travail à temps partiel la journée, chez un tour-opérateur et la nuit elle est danseuse dans un des prestigieux cabarets de Paris.

Ses douleurs dorsales ont commencé quelques semaines après être entrée dans le cabaret. Pendant presque 6 heures, elle doit porter des talons hauts, monter et descendre des escaliers pour suivre sa chorégraphie.

Elle a un pouls faible, des yeux sans expression et une langue rouge, enflée avec une couche jaune épaisse sur la zone réflexe énergétique du système uro-gynécologique.

Elle se plaint d'avoir des envies fréquentes d'uriner avec des sensations de brûlures et la couleur de ses urines est foncée. Elle a souvent soif et une sensation constante d'état fébrile, des cystites à répétition et des pertes vaginales fréquentes jaunes. Elle a une vitalité sexuelle faible, des bourdonnements dans les oreilles et souffre souvent d'un manque de confiance, d'anxiété et d'appréhension, particulièrement le soir.

Ces manifestations correspondent à une invasion de chaleur humide dans son système uro-gynécologique, ce qui provoque une stagnation d'énergie dans les canaux énergétiques urinaires et menstruels. La douleur bilatérale en bas du dos est une douleur correspondant à la vessie et à l'utérus, elle est aussi causée par le stress sur les ligaments du bas de la colonne vertébrale. Pour commencer, j'élimine la congestion énergétique de ses lombaires pour soulager temporairement la douleur dans cette zone. Tout travail profond sur les méridiens viscéraux est contre-indiqué pendant l'inflammation et je dois donc attendre la séance suivante. Je lui fais donc un massage ayurvedique relaxant complet.

Une des meilleures huiles pour enlever la chaleur humide du système uro-gynécologique est le santal blanc *(Santalam Album)*. Rafraîchissante, son énergie décongestionne, elle est anti-inflammatoire et anti-infectieuse. Elle est excellente pour des troubles énergétiques qui causent des cystites et des vaginites. C'est aussi un décongestif lymphatique et un tonifiant sexuel. Les senteurs boisées et musquées conviennent parfaitement pour les états émotionnels agités, l'insomnie et la fatigue nerveuse. Je lui suggère de mettre sur son corps un mélange d'huile de noix de coco et d'essence de santal le soir, avant de se coucher, tous les deux jours pendant un mois.

Lorsqu'elle revient deux semaines plus tard, je remarque que ses cernes sombres sous les yeux ont presque disparu. L'œdème facial a beaucoup diminué et sa voix est plus douce. Je remarque moins d'insécurité dans son langage du corps.

- **Avez-vous senti des améliorations dans votre mal de dos ? je demande, en remarquant qu'elle est toujours inclinée vers l'arrière.**
- Cela allait mieux pendant une semaine environ et après c'est revenu.

- **Est-ce que vous êtes obligée de porter des talons hauts pour votre travail ou avez-vous le choix ?**
- Je crois qu'on peut réduire la hauteur puisque je suis déjà grande. Mais qu'est-ce que mes talons ont à voir avec mon mal de dos ?
- **Ils raccourcissent les muscles des mollets, font tourner votre bassin et, par une chaîne musculaire, transmettent une tension en bas du dos. Votre mal de dos n'est pas entièrement dû aux talons mais il y contribue lorsque vous les portez longtemps.**

- Est-ce que les sauts de mes cours de danse classique d'avant ont un lien avec cette douleur ? Je me souviens que j'avais mal quand je dansais à l'Opéra de Stockholm. Cela s'est atténué lorsque j'ai arrêté de danser.
- **Vous avez tout à fait raison. Les sauts répétés peuvent provoquer des dommages mécaniques aux ligaments de vos organes internes, ce qui vous donne des maux de dos. La bascule du bassin, dû à vos talons hauts accentue la douleur.**

Cette fois je libère les blocages d'énergie de plusieurs organes viscéraux et je remarque une amélioration immédiate de sa capacité à respirer. Comme il reste des signes de chaleur humide dans l'utérus et la vessie, je lui demande si elle serait d'accord pour utiliser des épices.

- Je n'aime pas vraiment la cuisine épicée mais vous pensez à quelle épice ? demande-elle, légèrement gênée.

- **Je pense à la coriandre, sous forme de graines. Elle assainit le système urinaire, le fortifie et évite les infections. Vous pourriez en prendre ?**
- J'aime les feuilles de coriandre mais je n'ai jamais goûté les graines. Est-ce qu'elles sont vraiment différentes ?

- **Oui. Mais vous pouvez faire des lavages de votre région uro-gynécologique avec des infusions de feuilles de coriandre mélangées à quelques gouttes seulement de vinaigre et une pincée de sel. Cela aidera à réduire les infections à cet endroit.**

- Est-ce que je peux faire quelque chose pour réduire les sensations de brûlure et d'odeur forte dans mon sexe ? Ce n'est pas très agréable.
- **Le lavage que je vous ai suggéré vous aidera beaucoup mais il ne faut pas le faire trop souvent et surtout ne pas utiliser trop de vinaigre. La pincée de sel est là pour réduire l'agressivité du vinaigre et l'infusion de coriandre pour laver la chaleur locale.**

- Est-ce que je continue le mélange de santal ?
- **Tout à fait. Cela élimine la chaleur interne et combat les organismes infectieux. L'Ajwan (anis indien) enlève aussi la chaleur de l'utérus. C'est plus épicé que la coriandre – en Inde, on l'utilise en graines digestives mais elle a aussi une action bénéfique sur le système gynécologique féminin.**
- D'accord, j'essaierai.

Nous décidons de nous revoir trois semaines plus tard.

Même s'il y avait une présence de chaleur dans son système uro-gynécologique, les principaux méridiens affectés par ce déséquilibre sont ceux associés à l'élément *eau*. Le manque de confiance, l'anxiété et l'appréhension le soir, les bourdonnements dans les oreilles sont principalement la conséquence de cette perturbation. Le soir est un des moments les plus vulnérables de la journée pour ces troubles et elle est obligée de travailler pendant cette période. Cela amène des fatigues nerveuses de type *eau* qui l'empêchent d'avoir un sommeil réparateur le matin. L'œdème facial et les cernes sombres sont les symptômes d'une fatigue chronique associée à l'élément *eau*.

- ◦ Je ne ressens plus le besoin fréquent d'uriner, dit-elle en se déshabillant lors de la séance suivante.

Je remarque aussi que sa posture s'est encore améliorée. Notre seconde séance de travail énergétique sur ses organes viscéraux était efficace. Cependant, la légère odeur aigre de sa peau indique toujours la présence d'un excès de chaleur dans son corps.

- **Comment ça va avec votre mélange d'huile et les épices ? je lui demande en la positionnant pour travailler sur les méridiens de *l'eau*.**
- ◦ J'ai dû aller à Rome pour mon travail pendant dix jours et je ne l'ai pas fait. Il faisait très chaud et humide là-bas et je n'ai pas eu envie de prendre les épices. Je les ai repris à mon retour.

Même si un climat chaud et humide n'est pas indiqué dans son cas, je remarque que son corps l'a assez bien géré.

- **Votre corps a besoin de temps pour s'adapter aux épices avant qu'elles ne travaillent sur votre constitution. Maintenant que vous y êtes habituée, essayez de continuer pendant quelques mois.**

En travaillant sur les méridiens d'eau, je remarque que certains points de son dos sont particulièrement déficients, ce qui explique son manque de libido et son anxiété du soir. En les tonifiant, je vois que l'état de sa musculature du bas du dos s'est encore amélioré.

Remarque : même si les méridiens sont, pour la plupart, en profondeur du corps humain, ils montent à la surface aux points de pression. Les troubles énergétiques des méridiens changent leur niveau de charge énergétique à leurs points de pression correspondants, ce qui affecte les muscles voisins.

Nous finissons la séance par un massage ayurvedique relaxant de tout le corps.

****

Quatre autres séances ont été nécessaires (sur trois mois au total) avant qu'elle ne soit capable de se débarrasser de ses troubles. Même si son style de vie était en lui-même difficile, elle était très rigoureuse pour maintenir ses habitudes hygiéniques quotidiennes. Cela l'a aidé à améliorer son état et surtout l'empêcher de revenir en arrière. Ensuite, Karna est rentrée dans son pays à la fin de son contrat, et elle me rend visite durant ses déplacements professionnels à Paris.

Stagnation d'énergie dans le canal menstruel :

cycles menstruels irréguliers, règles douloureuses, constipations sévères, douleurs abdominales, maux de tête , insomnie, humeur changeante

Sophie, hôtesse de l'air de 34 ans pour une des grandes compagnies aériennes européennes, est venue me voir sur les conseils d'une de ses collègues pour des tensions prémenstruelles importantes. Elle a changé la nature de ses vols il y a six mois, et elle est maintenant affectée sur plus de vols transatlantiques. D'origine polynésienne, elle est venue s'installer à Paris il y a sept ans et jusqu'à ce changement d'affectation, elle était sur des vols européens.

Peu de temps après son changement de responsabilités, elle a commencé à avoir des règles douloureuses avec du sang coagulé foncé. Ses cycles sont très irréguliers et parfois elle n'a pas de règles pendant deux voire même trois mois.

Elle est irritable et anxieuse pendant ses règles et souffre excessivement de la poitrine. Elle a des jambes lourdes, à un point qu'il lui est parfois impossible de travailler.

Juste avant ses règles, elle a des maux de tête comme des martèlements qui commencent derrière la tête et continuent vers les yeux. Ils sont souvent accompagnés de douleurs abdominales lancinantes.

Son urine est généralement foncée et chargée, fréquemment accompagnée de sensations de brûlures au début. Son problème de constipation s'est empiré et cela lui arrive souvent de ne pas aller aux toilettes pendant 3 ou 4 jours d'affilée. Elle a des difficultés de digestion surtout avec les aliments gras.

En même temps que son humeur, son désir sexuel est en baisse. Elle souffre de sécheresse vaginale, ce qui rend ses rapports sexuels difficiles, et lui donne des mycoses à répétition. Elle a aussi souvent une douleur lancinante au niveau des reins après une relation sexuelle.

Sa langue est légèrement pourpre et gonflée, rouge sur les côtés. Sa respiration est pénible, avec une oppression constante dans la poitrine. Les zones réflexes énergétiques cutanées de l'utérus, du foie et du rein sont épaisses et s'écaillent. Les méridiens de ces organes montrent clairement des signes de stagnation.

- **Avez-vous toujours été sensible au décalage horaire ? Je lui demande.**
  - Oui, à chaque fois que j'allais voir mes parents. Les règles étaient à part ça, normales, lorsque j'étais sur des vols européens.

Le centre d'énergie de son pubis est déficient alors que les centres d'énergie de son front et de son nombril ont un excès d'énergie.

Le centre énergétique du front est relié à nos glandes pinéales et pituitaires, les deux ont un rôle de maintien de notre équilibre quotidien.

- La glande pituitaire est une glande endocrinienne maîtresse et, si elle est stimulée excessivement, elle peut perturber la sécrétion d'hormone féminine. Durant les périodes de stress, elle pousse l'organisme à injecter plus d'hormones du stress dans le sang, et le corps réagit d'urgence. Une sécrétion prolongée de telles hormones nuit au système nerveux et fatigue énormément.

- La glande pinéale régule l'horloge interne et une stimulation excessive par le changement fréquent de fuseaux horaires et de lieux peut dérégler ses fonctions. Cela affecte alors notre cycle de sommeil, l'appétit et le flux d'énergie dans les méridiens.

Tout le monde ne réagit pas de la même manière au décalage horaire mais Sophie y est très sensible. Même si mes séances l'aideraient temporairement, ce n'est pas une solution permanente. Je lui en parle dès le début.

- **Vous semblez très sensible aux décalages horaires. En avez-vous parlé à votre employeur ? Peuvent-ils réduire vos voyages transcontinentaux ?**
  - Non, ce serait difficile. Je viens juste d'être promue Chef de cabine et ils ne m'écouteront pas.
- **Mes techniques vont vous aider dans vos moments de crise et, au fur et à mesure que votre système deviendra plus robuste, vos problèmes seront moins fréquents. Mais je dois vous avertir que ce ne sera pas une solution permanente, je n'ai pas la capacité de vous soulager entièrement.**

Elle a l'air déçue et nous commençons notre première séance.

Dans son cas, l'énergie vitale stagne dans l'utérus même si ce n'est pas la principale cause. La douleur lancinante indique une stagnation de sang dans l'utérus, le sang foncé coagulé de ses règles, et sa langue gonflée et rouge indiquent un excès de chaleur dispersée par son foie dans le sang (le foie, qui a une fonction de contrôle sur la chaleur du sang et du corps a un impact sur le système gynécologique féminin). La nature de ses maux de tête, ses difficultés digestives, son irritabilité confirment l'excès de *feu* dans le foie, provenant des efforts de son organisme pour s'adapter à de nouvelles circonstances.

Comme elle a déjà mal, je ne veux pas trop travailler sur le *feu* immédiatement. Je me concentre sur ses symptômes prémenstruels en détendant les canaux énergétiques de menstruation et en libérant l'excès d'énergie de son front.

L'huile que j'utilise dans ce cas est la sauge (*Salvia Sclarea*). La sauge a plusieurs rôles : régulateur, antispasmodique, et analgésique, un remède de tous les temps pour les tensions prémenstruelles. Lorsque la poitrine est confinée, la sauge aide à l'ouvrir. En renforçant l'organisme et en le relaxant, cette huile redonne le moral dans ce type de trouble énergétique.

Sa forte constipation est due à un excès de *feu* dans le foie et même si je laisse les méridiens de la bile pour la prochaine séance, je lui suggère d'utiliser certaines épices pour la soulager.

- Aimez-vous le curcuma et les graines de cumin ?
- ◦ J'en ai mangé au restaurant indien et c'est très bon !
- En Inde, nous grillons légèrement les graines de cumin et les consommons avec du yaourt naturel, ce qui facilite le transit. Le curcuma est un excellent remède pour le foie.

- ◦ Vous voulez dire que j'ai des problèmes de foie, demande-t-elle anxieusement.
- Non, ce n'est pas dans ce sens. Énergétiquement, le foie a une forte influence sur le système gynécologique féminin et bien sûr, il joue un rôle important dans l'élimination. Si vous avez la possibilité de prendre une cuiller à café de graines de cumin grillées et une cuiller à café de curcuma en poudre mélangés à un yaourt nature après chaque repas, cela vous aidera beaucoup au niveau de votre constipation et de vos règles douloureuses.

- ◦ Je peux prendre le mélange avec moi mais si je ne trouve pas de yaourt dans les vols ?
- Dans ce cas, saupoudrez-le sur votre nourriture.

Sa respiration devient plus facile lorsque je soulage ses méridiens respiratoires et que la sauge commence à prendre effet. Je termine la séance avec des techniques ayurvediques de tête d'une demi-heure – pour libérer l'excès d'énergie du front. Lorsqu'elle se relève, elle a l'air d'être plus stable.

Elle revient me voir dix jours après.

- ○ Le curcuma était dégoûtant ! Je n'ai pas pu le prendre mais les graines de cumin grillées étaient délicieuses dans le yaourt, dit-elle en mettant son sac à main sur la chaise.

- **Comment va votre transit ?**
- ○ Cela semble mieux, je vais aux toilettes tous les deux jours. Mais j'ai toujours du mal à digérer les aliments gras.

- **La bile aide à la digestion de la graisse. Si vous avez des difficultés avec le curcuma directement, pourquoi ne pas en prendre sous forme de gélules ?**
- ○ Cela peut être une solution, j'irai au magasin diététique de mon quartier.

- **Avez-vous remarqué des différences depuis notre dernière séance ?**
- ○ J'ai pu mieux dormir pendant mes derniers longs voyages. Mon humeur est plus régulière et je suis moins susceptible au stress autour de moi.

C'est souvent ce que j'entends de mes clients après la toute première séance. Même si je n'ai pas la capacité de changer les facteurs de stress de la vie de Sophie, les effets des techniques manuelles sur le méridien soulagent le système endocrinien et le système nerveux, et réduisent sa susceptibilité au stress. Maintenant, revenons à son excès de *feu*.

Même si son souci principal était des règles douloureuses et si, la détente de son canal menstruel énergétique lors de la première séance, a soulagé ses souffrances, la stagnation d'énergie dans ce canal n'est pas la cause principale de son trouble énergétique. C'est l'excès de l'élément *feu* qui l'a provoqué et comme elle prend trois jours de congés, je décide de travailler sur cet élément.

Lorsqu'il y a des excès, le foie génère de la chaleur dans le corps, alors que le rein contrecarre cet effet en fournissant une certaine humidité interne aux organes. Ce n'est pas rare, comme dans le cas de Sophie de trouver un excès de *feu* dans le foie et une déficience du rein. Ainsi, pour calmer le *feu* efficacement dans son corps et éliminer la stagnation d'énergie vitale et de sang dans son utérus, j'ai aussi dû travailler sur les canaux de métabolisme de l'*eau*, en plus des méridiens de la bile.

En milieu de séance, alors que je travaille sur ses méridiens de la bile, elle commence à avoir mal à la tête et transpire. C'est son système nerveux qui réagit. J'arrête tout et passe à un massage énergétique relaxant de tête.

◦ C'est absolument incroyable lorsque vous massez ma tête, je ressens une vague de détente dans tout le corps. Après la première séance, j'ai dormi douze heures d'affilée, dit-elle.

- **Les muscles de votre tête peuvent accumuler des excès de tension, par exemple, sous le bas de votre crâne. Une trop forte tension ici, peut perturber votre sommeil. Un bon massage ayurvedique de tête relâche cette tension et régularise le fluide cérébro-spinal, le fluide qui circule dans la colonne vertébrale et dans votre cerveau. Cela a un effet très calmant sur les nerfs et on dort mieux.**

◦ Je ressens moins de fatigue mentale aussi.

- **Si le fluide cérébro-spinal circule bien, cela aide le système nerveux à mieux éliminer les toxines. De plus, le massage ayurvedique de tête augmente le flux de sang dans les capillaires du crâne, ce qui lui donne plus d'oxygène. Cela élimine la fatigue.**

◦ J'ai remarqué que pendant le massage de tête, je ressens un bien être global dans mon corps, pourquoi ?

- **Imaginez votre corps comme une usine pleine de machines, qui sont vos organes. Pour leur fonctionnement, ils ont besoin de commandes électriques fournies par votre cerveau par des fils électriques qui sont vos nerfs. Même si ces organes sont en bonne**

santé, ils ne pourront pas travailler sans commande électrique de votre cerveau. Celui-ci est comme une dynamo qui produit sans arrêt, les commandes électriques. Sa fatigue affaiblit ses commandes électriques, qui empêchent le fonctionnement de vos organes. Le massage ayurvedique de tête revitalise votre cerveau, rétablit sa capacité à générer les commandes électriques qui améliorent le fonctionnement de tous les organes dans votre corps, résultat : un bien-être global.

Puisque sa réaction nerveuse s'est apaisée, je reviens vers les méridiens de la bile en adaptant scrupuleusement mes techniques aux réactions de son corps. Je tonifie alors ses méridiens du rein et de la vessie et finis la séance par un massage ayurvedique relaxant du corps entier.

- **Ne vous inquiétez pas si vous avez des douleurs en bas du ventre et à la tête. C'est normal, mais appelez-moi si la douleur devient trop forte, je la préviens avant qu'elle ne quitte mon cabinet.**

◦ Mes règles ont été beaucoup moins douloureuses cette fois, dit-elle enthousiaste, lorsqu'elle revient trois semaines plus tard. J'ai eu des gènes dans le ventre et un peu mal à la tête après la dernière séance mais c'est parti en deux jours.

- **Quelle était la couleur de votre sang menstruel cette fois ?**

◦ C'était moins foncé que d'habitude. Il n'y avait pas de sang coagulé cette fois. Je me suis sentie moins de mauvaise humeur aussi. Mais il y a toujours un problème qui me dérange beaucoup, ajoute-elle timidement.

- **Et c'est quoi ?**

◦ Je dirai que cela dérange plutôt mon petit ami. Notre relation est assez récente et il ne se passe pas grand-chose au niveau physique car c'est très douloureux pour moi lors de nos rapports sexuels.

- Vous avez toujours un problème de lubrification ? Et la douleur en bas du dos après les rapports sexuels ?
- Oui, et comme je suis très fatiguée, quand je rentre à Paris, je n'en ai pas trop envie non plus.

C'est une situation délicate. La douleur au bas dos indique un épuisement de l'essence et parmi d'autres causes, cela peut être dû à une énergie sexuelle incompatible. En fait, Sophie a choisi cet homme pour former une famille car il était tard et son style de vie l'empêchait de trouver une relation sérieuse. Il est patient, attentif et respectueux mais elle n'est physiquement pas attirée par lui.

- Vous devriez vous engager dans des rapports sexuels lorsque vous sentez que votre niveau d'énergie est bon et que vous en avez envie. Sinon vous puisez dans votre réserve et vous commencez à accumuler la fatigue. Pour les sensations de brûlure, vous pouvez vous laver tous les deux jours avec un mélange très dilué de vinaigre et de sel. Les bactéries du yaourt que vous mangez aideront aussi.

- Est-ce que cela va résoudre le problème de lubrification ?
- En partie oui. Les brûlures que vous ressentez lors de vos rapports rendent votre organisme défensif. Il sera plus réceptif lorsque l'infection aura disparu. Mais vous ne devez pas oublier que le niveau de lubrification est proportionnel à votre stimulation. Il vaut mieux que vous soyez complètement prête avant d'avoir le rapport.

- Si j'écoute ma fatigue, on ne fera jamais l'amour. Ce n'était pas pareil lorsque je l'ai connu, dit-elle avec un regard découragé.
- Une fois que l'eau bout, il n'y a plus que deux possibilités : soit elle continue à bouillir et elle s'évapore dans l'espace, soit elle se refroidit et donne vie. C'est la même chose pour la passion physique. Dans sa forme intense, elle ne peut pas durer longtemps, elle ne peut être constructive que lorsqu'elle se refroidit et se change en une forme plus spirituelle, et là, on peut établir la confiance.

- C'est peut-être vrai, réfléchit-elle un moment, mais pour le moment la passion physique est presque à zéro.
- **Le désir sexuel n'est pas une entité isolée en elle-même ; elle dépend plutôt de votre vitalité. Vous devez changer légèrement votre style de vie, pour améliorer votre vitalité et votre désir reviendra, s'il le doit. Quelques exercices de yoga pourront vous aider, je vais vous les montrer. Mais, écoutez votre corps et ne faites pas de l'amour un évènement cérébral.**

Nous terminons notre séance par les *mudras shakti-chalini* et *mulabandha*. Ces deux exercices fortifient le système gynécologique. Ils augmentent aussi l'énergie vitale en agissant sur les *chakras* du coccyx, du pubis et des deux méridiens complémentaires qui commencent dans le périnée.

****

Elle a continué à travailler en longs courriers pendant encore un an. Pendant cette période, ses problèmes n'ont pas complètement disparu mais se sont fortement réduits car elle suivait assez rigoureusement les simples règles d'hygiène de vie sur lesquelles on s'était mis d'accord. Elle a enfin pu négocier avec son employeur pour obtenir un poste au sol et cela a complètement changé sa vie. Ses problèmes de santé ont presque disparu et elle a pu établir une relation plus sereine avec son petit ami. Elle vient me voir 3 ou 4 fois par an.

Dépression de type *feu* :

sautes d'humeur, insomnies, bouffées de chaleur, difficultés relationnelles

C'est le petit ami de Céline qui a pris le rendez-vous alors qu'elle était à l'hôpital psychiatrique pour encore trois semaines. Je lui ai demandé d'obtenir une autorisation de son psychiatre avant de venir me voir.

Elle était danseuse pendant 8 ans dans un des grands opéras européens avant de venir s'installer à Paris avec son ami. Elle avait été contente de déménager car elle adorait Paris, mais ne trouvait pas de travail décent dans les spectacles (elle avait aussi été comédienne dans son pays mais la langue était un problème en France). Elle travaillait dans un magasin de musique. Les problèmes ont alors commencé.

Son petit ami travaillait tard pour son nouveau travail et même s'ils habitaient ensemble, ils ne se voyaient à peine, sauf les week-ends. Comme elle se sentait frustrée dans son travail routinier, elle devenait plus exigeante envers son ami, et il ne pouvait pas lui consacrer de temps en raison de ses nouvelles responsabilités. Elle pleurait souvent et devenait morose. Elle est devenue alors violente, compulsive, maniaque et cassait des objets chez eux, par frustration. Ses sautes d'humeur devenaient progressivement importantes et elle pouvait facilement passer d'un rire hystérique à de grands pleurs en moins de cinq minutes.

Elle était toujours en mouvement la journée et son sommeil était extrêmement léger et agité. Sa demande d'affection physique explosait la nuit mais l'acte sexuel ne la faisait pas dormir. Elle commençait à douter énormément d'elle-même et demandait constamment à son ami de la rassurer. Au travail, elle était mécanique et lors d'occasions sociales, complètement désintéressée. Les gens la trouvaient insociable.

Son pouls est rapide et fort et sa langue est couverte d'une couche jaune épaisse et rouge à l'extrémité. Ses yeux sont irrités, elle se plaint d'un goût amer dans sa bouche et d'avoir des bouffées de chaleur la journée et la nuit. Ses joues sont rouges et ses pieds et ses mains sont chauds.

Les indicateurs des méridiens du cœur et du péricarde révèlent un excès d'énergie. En dehors de leurs fonctions circulatoires, ces deux organes ont un rôle très important dans la vie émotionnelle d'une personne. Alors que le méridien du cœur détermine les relations avec soi-même, le méridien du péricarde reflète les relations aux autres. Si la fonction énergétique du cœur se détériore, cela affecte les méridiens du sang et du plasma, ce qui sous-alimente les organes vitaux, y compris le cœur. Un cercle vicieux se développe alors.

C'est une dépression de type *feu*. Pour une personne passionnée comme Céline, l'organe dominant est le cœur ; alors qu'il lui donne la passion pour sa carrière artistique, il la rend aussi vulnérable à un comportement maniaque, durant ses moments de frustration. La frustration de ne pas avoir de travail dans le domaine de sa passion et de ne pas être capable de s'exprimer avec les autres en raison de la barrière de la langue, l'a entraînée dans une spirale descendante.

Les médicaments qu'elle prend sont sédatifs et je dois adapter mes techniques pour ne pas accentuer excessivement son état. Un traitement sur les méridiens du cœur et du péricarde n'est pas immédiatement approprié car il risque de provoquer de sévères réactions dans son état "à bout". Elle n'est pas en phase avec la réalité et c'est le premier aspect sur lequel je vais travailler en, lui faisant un massage ayurvedique relaxant pour lui faire remettre les pieds sur terre.

Je choisis l'huile essentielle de géranium *(Pélargonium Gravéolens)*. Son énergie rafraîchissante et hydratante est à la fois un anti-inflammatoire et un antispasmodique pour le cœur. Sa senteur fleurie calme le comportement maniaque sans que l'énergie ne baisse trop non plus. C'est une huile astringente et phlébotonique qui tonifie le système circulatoire et favorise le transport des nutriments vers les organes viscéraux.

Le massage ayurvedique relaxant doit être léger mais ferme pour éviter la sédation ou la douleur. Le fait de masser les extrémités (les mains et les pieds) est important pour deux raisons : tout d'abord, cela élimine toute énergie stagnante et les fluides dans son système circulatoire affaibli. Ensuite, les toucher apporte un réconfort car ces parties sont habituellement ignorées dans la vie de tous les jours.

Un massage de tête ayurvedique est important pour éliminer la congestion et faire circuler l'énergie dans son cerveau, en faisant attention de ne pas causer de stimulation excessive ni d'effet sédatif. L'huile de coriandre est excellente pour les comportements maniaques mais il y a un risque de sédation excessive. Je choisis alors l'huile de santal, un anti-inflammatoire qui réduit la chaleur et facilite la circulation.

J'utilise plutôt des techniques ayurvediques fermes et relaxantes. Elles facilitent tout d'abord la circulation des capillaires de la tête. Cela nourrit mieux le cerveau et les nerfs qui entourent les artères. L'huile de santal pénètre les racines des cheveux pour atteindre les nerfs qui se terminent près d'elles et cela a un effet instantané sur son comportement hystérique.

Elle a besoin de séances plus fréquentes que d'autres clients. Nous décidons d'une séance toutes les semaines. Je demande aussi à son ami de me donner des nouvelles régulièrement au téléphone.

Les trois séances suivantes sont très similaires à la première, j'évite de travailler directement sur ses méridiens circulatoires. Elle a déjà moins de crises. Comme elle dort mieux et que son système nerveux est donc plus fort, j'ajoute des techniques ayurvediques supplémentaires au massage de tête, qui apportent deux choses : tout d'abord, elles équilibrent le système nerveux autonome, ce qui réduit encore la tendance vers les crises et ensuite, elles augmentent le flux de fluide cérébro-spinal et d'énergie au sein du système nerveux central et cela facilite l'élimination des déchets et des provisions de nutriments frais, ce qui favorise la stabilité nerveuse.

Je lui suggère aussi d'appliquer un mélange de pâte de santal et d'un peu de safran sur son front tous les matins. Cela empêche l'élément-*feu* de monter vers la tête aux environ de midi. Cependant, je la préviens que le safran, en forte dose, peut être toxique.

Lors de la séance suivante, elle est prête pour un travail sur les méridiens circulatoires. Son langage du corps est plus ouvert et elle commence à communiquer avec les autres.

• Aimez-vous l'essence de jasmin ? je demande prudemment.
◦ Oui, cela me calme beaucoup.

Le jasmin est l'une des huiles essentielles les plus efficaces pour l'agitation, l'anxiété et le comportement maniaque associé à l'élément-*feu* du cœur. Son énergie chaleureuse décongestionne et est bénéfique sur le méridien du cœur ; son essence florale raffinée stimule doucement la sensualité, ce qui élimine les pensées négatives de perte de confiance en soi-même.

• Je vous suggère d'acheter de l'huile de coco pure et d'y diluer quelques gouttes d'huile de jasmin. Appliquer ce mélange sur le corps et la tête, le soir.
◦ Où puis-je trouver de l'huile de jasmin de qualité ?

• C'est une très bonne question. Comme elle est l'une des plus chères, cette huile est très souvent altérée ou imité synthétiquement et la plupart du temps l'imitation sent encore meilleur que l'original ! Je vous suggère de l'acheter dans une herboristerie certifiée, il y en a encore quelques unes à Paris. Si vous avez des doutes, vous pouvez m'appeler.

Les points *marmas* (points de pulsation d'énergie vitale) sur lesquels je dois travailler dans son cas, sont l'*hridayam*, situé sur le sternum et les quatre *tala-hridayam* situés sur les quatre extrémités de notre corps. Les points du méridien complémentaire du péricarde sur les poignets ont besoin d'être tout d'abord décongestionnés, avant d'approcher les points du méridien du cœur.

Quelques secondes après avoir commencé à masser le *hridayam*, elle éclate soudain en sanglots. Ce n'est pas surprenant du tout et je n'interviens pas pour la stopper. Je change pour lui faire un massage ayurvedie relaxant des extrémités et laisse la vague de sanglot passer naturellement. Elle pleure pendant dix minutes, l'intensité diminue progressivement et pour la première fois elle laisse aller son corps complètement.

Je retourne vers le *hridayam*. Il y a encore quelques congestions mais je décide de les laisser pour la séance suivante.

◦ Est-ce que je peux me masser sur ce point moi-même ? demande-t-elle.

• Non, il ne faut pas manipuler ce point tout seul. C'est un point très sensible et il faut la précision de mains expertes. Mais vous pouvez masser vos extrémités et cela aidera. J'ai une autre suggestion.
◦ Oui.

• Essayez de dormir sur le côté droit pour stimuler le méridien à gauche de votre colonne vertébrale, cela facilite ainsi votre respiration par la narine gauche et réduira la chaleur du corps.

- Pourquoi a-t-on besoin de réduire la chaleur ?
- **Vos organes, comme des machines, génèrent de la chaleur, lorsqu'ils travaillent. Il faut ventiler cette chaleur pour maintenir leur efficacité. Une respiration par la narine gauche pendant la nuit, quand vous dormez sur la droite, élimine cette chaleur plus facilement et stimule l'énergie lunaire dans votre corps, ce qui est apaisant.**

Nous terminons la séance par un massage ayurvedique du corps entier.

****

Nous avons continué les séances pendant quatre mois mais plus espacées. Son psychiatre l'aidait beaucoup et l'a mis en relation avec un conseiller d'orientation. Elle a finalement trouvé une troupe de théâtre de langue anglaise à Paris qui l'a aidée à obtenir des rôles. Cela a apaisé quelques-unes de ses frustrations. Puisqu'ils n'avaient pas de problèmes financiers, elle a quitté son travail dans le magasin de musique et fait du bénévolat dans le service culturel de l'ambassade de son pays. Cela l'a forcée à apprendre le français rapidement et ses relations avec les gens se sont améliorées. Céline est beaucoup plus heureuse avec son ami aujourd'hui à Paris et vient me voir une fois par mois. « Vos séances sont des rappels des leçons que j'ai durement apprises », dit-elle.

Stagnation d'énergie dans le côlon :

coliques énergétiques, alternation de constipation et de diarrhées, insomnies vers 4-5 heures du matin, nervosité, manque d'optimisme

Martha, une femme de 49 ans, mariée, 2 grands enfants, souffre d'une irritation au côlon depuis deux ans. Elle travaille pour un cabinet de recrutement américain ; basée à Paris, elle est responsable des opérations européennes. Elle voyage beaucoup pour son travail, en Allemagne, en Italie et occasionnellement aux États-Unis. Elle a passé ses dernières vacances en Inde où elle a été traitée dans un des centres ayurvédiques d'État pour ce problème. Même si son état s'améliore, elle veut continuer les séances ayurvédiques à Paris régulièrement. Elle a trouvé mon adresse sur un guide de Paris.

Elle a remarqué que ses attaques et ses périodes de stress intense étaient fortement liées. Son problème majeur est l'alternance entre constipation et diarrhée, accompagnée d'une douleur au niveau du ventre et de gonflement quand le stress augmente. Les examens médicaux n'ont pas révélé de cause organique et les médecins lui ont prescrit des antispasmodiques et des anti-inflammatoires. Elle a aussi des troubles digestifs : de l'acidité, des flatulences et des ballonnements en bas du ventre.

Elle a un sommeil perturbé, elle se réveille régulièrement vers 4 heures du matin et n'arrive pas à se rendormir. Parfois elle a une envie urgente d'aller aux toilettes à cette heure et si elle y parvient, elle se rendort plus facilement.

Très souvent, elle a la gorge serrée, ce qui l'empêche de respirer facilement. Quand elle va avec sa famille dans leur maison de campagne le week-end, ses problèmes intestinaux de spasmes et de respiration vont beaucoup mieux. Alors qu'elle était plutôt bien immunisée, les trois derniers hivers ont été particulièrement durs, elle a attrapé plusieurs fois la grippe et a eu de nombreux rhumes.

Elle se sent le plus vulnérable en début de soirée. Elle devient mélancolique, tendue et nerveuse et son niveau d'énergie tombe parfois si bas qu'elle n'a pas envie de faire l'effort de manger. Son niveau d'énergie revient à la normale vers 21 heures mais il est parfois tellement élevé qu'elle n'arrive pas à s'endormir. Elle manque de concentration, a envie de faire plein de choses en même temps et ses problèmes se sont empirés lorsqu'elle courait dans toutes les directions en peu de temps.

Sa langue est légèrement pourpre avec des fissures sur les zones réflexes énergétiques des poumons et du côlon. Son pouls est agité et faible et l'énergie stagne dans les méridiens du système respiratoire et excrétoire. De plus, les zones réflexes du gros intestin sur les fesses sont congestionnées, sans qu'il n'y ait de signe immédiat de spasme ou d'inflammation. Par contre, il y a des spasmes dans l'intestin grêle et elle admet manger ses repas trop rapidement.

Elle se plaint également de douleurs récurrentes dans les muscles et les articulations, de transpiration spontanée la journée, et de fréquentes attaques de rhume des foins. Sa peau a l'air sèche et ses cheveux cassants et desséchés. Lorsqu'elle parle pendant la période d'évaluation, son ton est pessimiste.

Il s'agit d'un cas de dérangement *vata*, soit une augmentation des éléments volatiles de son organisme. Les personnes de sa nature, dominés pas l'air ont une tendance à faire trop de choses en même temps et l'énergie vitale stagne alors dans deux organes : les poumons et le côlon.

Dans des conditions normales, les poumons descendent l'énergie vitale vers le nombril. Si cette fonction est altérée, l'énergie se bloque dans le thorax et cause un sentiment d'oppression dans la poitrine. La stagnation empêche également les poumons de faire circuler l'immunité de surface sur la périphérie du corps, entre les muscles et la peau ; le corps est alors vulnérable aux maladies bénignes. Les poumons distribuent également les fluides du corps sous la forme de brume fine, vers la peau et les cheveux. Si cette distribution est altérée, cela donne une peau sèche et des cheveux cassants.

Si les poumons ne parviennent pas à faire descendre l'énergie vitale, le côlon risque de ne pas en avoir suffisamment pour assurer ses fonctions de tri des déchets et de défécation. Cela perturbe les mouvements de l'intestin. De plus, il perdra sa colonie de bonnes bactéries, et le système immunitaire s'affaiblira d'autant plus.

Le déséquilibre d'énergie dans les méridiens du poumon et du gros intestin perturbe le cycle du sommeil, provoquant des réveils tôt le matin. L'émotion prédominante associée à ces deux organes est la mélancolie. Le déséquilibre énergétique limite l'âme "matérielle", et réduit l'optimisme et l'ouverture à de nouvelles expériences.

Le vétiver est une des meilleures huiles pour ce genre de déséquilibre énergétique. Son énergie fraîche et humide et sa senteur de terre riche, calment les gens qui n'arrêtent pas de travailler et qui, en allant au-delà de leurs limites, perdent contact avec les sensualités du monde terrestre. Aussi, pour ce type de trouble, la relaxation est importante car elle stimule la division parasympathique de notre système nerveux autonome qui, entre autre, est responsable du bon fonctionnement de notre système digestif (sécrétion d'enzymes, ouverture et fermeture des valves digestives et des mouvements des intestins pour une transition douce des aliments, etc.).

- ◦ Excusez-moi pour le gargouillement dans mon ventre, dit-elle d'un air gêné, pendant la séance.

- • Ne vous excusez pas, cela signifie que vos intestins bougent de nouveau grâce à la relaxation que vous apporte les séances, ce qui est rassurant.

- ◦ Comment s'arrêtent-ils ?
- • À cause du stress. L'organisme se prépare à lutter contre le stress, en économisant l'énergie vitale normalement utilisée pour vos activités internes, ce qui altère votre digestion. Le fait de manger vite provoque aussi une congestion dans votre système digestif.

Je travaille sur les zones réflexes énergétiques des organes digestifs avant d'aborder les méridiens du ventre.

- • Je vous suggère de prendre un mélange de graines de cumin, de coriandre, de cardamome, de fenugrec et d'anis, en quantité égale. Prenez-en une cuiller à café et mélangez-la à un yaourt nature, avec une pincée de sel après le déjeuner et le dîner.

- ◦ J'aime bien les épices dans les plats, mais dans du yaourt ? demande-t-elle dubitative.
- • Ce n'est pas comme dans les plats cuisinés. La cuisson à haute température tue presque toutes les précieuses propriétés des épices. Celles que je viens de mentionner vont traiter vos organes digestifs dans sa globalité, le cumin pour l'intestin grêle, la coriandre pour le côlon, le fenugrec pour le foie, le pancréas et la vésicule biliaire, les graines d'anis pour l'estomac et la rate et la cardamome pour le *feu* digestif. La bactérie présente dans le yaourt nature vous aidera à restaurer votre flore intestinale.

- ◦ Mon frère prenait du fenugrec pour le diabète, c'est très amer.
- • Le fenugrec a plusieurs propriétés. Il corrige les troubles biliaires, régule le niveau de sucre dans le sang et favorise la circulation des extrémités. Il rajeunit aussi les cheveux, ralentit la venue de cheveux gris et réduit les pellicules si on le mélange au shampoing.

- Le cumin est bon, grillé, dans la nourriture indienne !

- **Oui, c'est très bon, mais vous devriez éviter les aliments frits pendant un moment. Le cumin, mélangé au poivre noir et au safran, crée une réaction alcaline dans le corps, qui est vitale pour ralentir le vieillissement prématuré des cellules.**

- Pouvez-vous l'expliquer ?
- **Les dérivés de notre métabolisme sont acides. Une chimie alcaline neutralise ces acides et facilite l'élimination des toxines. Cela évite la vieillesse prématurée des cellules.**

- Est-ce qu'il y a d'autres aliments qui ont les mêmes effets ?
- **Oui, le miel, la banane et le pamplemousse rose.**

Nous finissons la séance en travaillant légèrement sur les méridiens de son abdomen et je lui demande de revenir dix jours plus tard.

C'est une situation où les régimes de santé fonctionneraient à merveille, mais étant donné sa personnalité et son style de vie, le fait de lui donner plusieurs restrictions au même moment, ne serait pas une bonne idée. Elle aime voir les effets immédiats pour avoir confiance dans les séances et je préfère attendre qu'elle revienne.

La cause principale de ce type de déséquilibre est le stress et le massage ayurvedique relaxant du corps et de la tête avec le vétiver est parfait. Je n'étais donc pas surpris lorsqu'elle m'appelle une semaine plus tard et s'exclame au téléphone :

- C'est tout simplement magique ! Je n'ai pas eu de crises même pendant le voyage.

Elle était aux États-Unis.

- **Est-ce que vous avez eu des réactions les deux premiers jours après la séance ?**
- Aucune, c'était fantastique !

C'est moins rassurant pour moi, car je m'attendais à de légères réactions de son système digestif les deux premiers jours après la séance. J'avais dû faire attention à ne pas provoquer de fortes réactions et même si la relaxation globale avait atteint son objectif, la séance avait été un peu trop "légère". Mais étant donné sa personnalité, ce n'était peut-être pas mal après tout.

- N'oubliez pas de continuer les épices et à bientôt.

Nous avons dû décaler son rendez-vous suivant, car elle ne rentrait pas en France immédiatement.

Lorsqu'elle revient me voir cinq semaines après, je la retrouve presque dans le même état qu'au début.

- J'ai pris des épices pendant dix jours mais j'ai dû arrêter.

- Avez-vous vu des améliorations pendant ces dix jours ? je lui demande.
- Oui, je digérais mieux et j'avais moins de coliques.

- Si ce mélange vous a aidé, vous avez besoin de continuer de le prendre pendant quelques mois. Les effets des épices prennent du temps. Souvenez-vous que vous n'êtes qu'au début de votre rétablissement énergétique. Même si vous avez ressenti les bienfaits très rapidement et facilement, la possibilité d'une rechute est aussi très grande.
- Je sais, je dois m'habituer, je vous le promets, dit-elle.

Nous procédons à une séance similaire à la dernière fois, car tous les bienfaits de la séance précédente étaient perdus. Mais je décide d'ajouter un exercice de respiration cette fois.

- Quel est le lien entre la respiration et la digestion ? Je sais que cela marche pour le stress mais je ne vois pas l'utilité dans mon cas.
- La respiration marche effectivement pour le stress et la digestion est une des premières à pâtir lorsque vous êtes stressée. Il y a

aussi un effet mécanique de la respiration sur la digestion, lorsque le diaphragme monte et descend durant les exercices de respiration profonde et rythmée, il masse les organes digestifs et favorise leur fonctionnement.

- ◦ Oui, en fait, cela paraît logique, dit-elle en réfléchissant.
- • Il y a un lien direct entre la respiration et le fonctionnement des glandes endocriniennes de l'organisme. Pendant les moments de stress, nous respirons plus vite et, cet état d'urgence est communiqué à une partie centrale du système nerveux qui demande aux glandes surrénales de sécréter de l'adrénaline (l'hormone du stress) dans le sang. Cela pousse notre système nerveux autonome à ralentir quelques-unes de ses activités internes, la digestion entre autres, pour garder de l'énergie et l'envoyer à l'extérieur pour que vous puissiez gérer le stress.

- ◦ C'est pour ça qu'on est plein d'énergie en période de crises ?
- • Oui, et vous vous trompez si vous pensez que cette énergie vient de nulle part. Elle vient de votre corps et si le stress persiste trop longtemps, il épuise vos réserves, sans que vous vous en aperceviez. Et, un jour, vous le ressentez, tout à coup.

- ◦ C'est pourquoi, je me sens morte pendant les vacances ou lorsque j'arrête de travailler pendant quelques jours.
- • C'est très possible.

- ◦ Donc si une mauvaise respiration provoque du stress dans le corps, est-ce que cela veut dire qu'en contrôlant la respiration, nous pouvons gérer ce stress de l'organisme ?
- • Tout à fait. C'est ce que font les exercices de respiration de yoga. Ils ralentissent la surréaction du système nerveux et la sécrétion d'adrénaline du stress. Ils n'éliminent pas entièrement le stress mais ils nous aident à gérer la situation plus efficacement. Le stress est un facteur de motivation dans la vie. On a besoin de stress pour travailler efficacement. Il nous fait du mal seulement lorsque notre corps perd de son efficacité en exagérant sa perception.

Je lui suggère de pratiquer le *sahaja pranayama* 10 à 15 fois, deux fois par jour, le matin et le soir pendant quelques semaines.

◦ J'ai fait les exercices de respiration régulièrement, c'est presque devenu un réflexe quand je deviens stressée maintenant, dit-elle au début de notre séance suivante.

• **Cela se produit pour les gens qui pratiquent régulièrement, mais comme vous avez été rigoureuse, c'est venu plus vite pour vous. Vous êtes prête pour un exercice suivant de yoga appelé** *uddiana*.

◦ J'en ai déjà entendu parler. Ce n'est pas en faisant des mouvements incroyables avec le ventre ?

• **Oui, cela peut être impressionnant dans les cours de yoga mais pour un usage personnel, c'est plus facile. Les contractions simples et rythmiques de votre ventre durant ces exercices éliminent la stagnation d'énergie dans vos organes digestifs et rétablissent leurs mouvements naturels. Cela facilite la sécrétion de sucs digestifs, ce qui aide donc la digestion, l'élimination et renforce les muscles abdominaux en donnant aux organes vitaux un bon support. Comme cela libère le centre d'énergie de votre nombril, cela permet de calmer l'agressivité et réduit l'obsession du travail.**

Je lui montre l'exercice *uddiana* et lui suggère de le pratiquer l'estomac vide. Je lui demande de revenir une semaine après et de m'appeler si elle sent quelque chose d'inhabituel.

****

Martha a surmonté ses difficultés en six mois. Mais elle a insisté pour venir me voir tous les quinze jours, en mesure préventive, pendant une autre année.

Stagnation dans les méridiens de la bile et ses effets sur la tête :

maux de tête , excès de colère, baisse de tolérance du sucre et des graisses, taux de toxines élevé, réveils nocturnes entre 1 heure et 3 heures du matin

Nathalie, responsable marketing de 39 ans dans une agence internationale de publicité à Paris, a des maux de tête à répétition. Elle a entendu parler des massages de tête indiens.

Elle a l'impression que sa tête va exploser lorsqu'elle a mal et ressent une douleur brûlante au-dessus du crâne et autour des yeux. Pendant des périodes de stress excessif, le mal de tête peut commencer derrière et se répand progressivement sur les côtés et finalement sur les yeux ou bien elle a l'impression d'avoir la tête dans un étau.

Son sommeil est souvent interrompu par des bouffées de chaleur entre 1 heure et 3 heures du matin. Lorsqu'elle a mal à la tête, elle a du mal à contrôler son tempérament. Elle est facilement irritable et elle admet qu'après une soirée arrosée avec des amis ou des collègues, elle a tendance à avoir des accès de colère le lendemain. Elle a la bouche sèche, des troubles visuels et des bourdonnements dans les oreilles et est particulièrement sensible à la lumière vive jaune.

Son pouls est nerveux et sa langue est rouge surtout sur les côtés, avec une couche jaune au centre. La partie inférieure droite de sa cage thoracique est sensible aux palpations. Le plexus solaire et le plexus gastrique sont aussi sensibles et une partie de l'intestin grêle est particulièrement tendue. Les méridiens du système biliaire sont pleins et stagnants.

Son visage est rouge, ses yeux irrités et enflammés et ses extrémités sont chaudes. Sur sa peau sèche, on voit des plaques rouges.

Elle a souvent de l'acidité et des douleurs dans le haut de son abdomen, deux heures environs après les repas. De temps en temps, lorsqu'elle a des migraines, elle vomit de la bile. Elle admet abuser de viande rouge, d'aliments gras et d'alcool, ce qui explique son taux élevé de cholestérol malgré ses exercices sportifs réguliers et son corps svelte. Ces deux derniers mois, sa tolérance pour les aliments gras et sucrés a baissé ; elle ne peut plus manger de viande rouge et de barres de chocolat sans avoir de nausées après. Elle a aussi un goût amer dans la bouche et est régulièrement constipée, des selles foncées et une forte odeur. Son urine est foncée et peu abondante.

Ses problèmes ont commencé après sa séparation avec son petit ami canadien, une relation dans laquelle elle avait beaucoup investi. La séparation l'a mis en colère et elle s'est sentie frustrée. Pendant longtemps, elle a refoulé ses sentiments et s'est entièrement consacrée à sa vie professionnelle.

Elle n'est pas très efficace avant la fin de matinée, mais est en pleine forme le soir et reste tard au travail. Son désir sexuel a beaucoup diminué.

C'est un déséquilibre énergétique de son élément *feu*, même si la cause primaire est la faiblesse de l'*eau*, très présente chez elle. Sa colère refoulée et la frustration ont fait stagner l'énergie vitale dans ses méridiens biliaires. Celle-ci s'est manifestée en acidité, nausée, faible tolérance pour le gras et le sucre et un cholestérol élevé. L'abus d'alcool et de viande rouge a encore plus détérioré son état. Ses maux de tête lancinants sont dus à la faiblesse de l'élément *eau* ; les maux de tête écrasants, les sensations de brûlure des yeux, les plaques rouges sur sa peau et le goût amer dans sa bouche sont dus à l'excès de *feu* dans les méridiens biliaires.

Le massage ayurvedique relaxant de tête indien *(Shiro Abhyanga)* est extrêmement bénéfique pour les maux de tête, ceux causés par des tensions musculaires du visage, de la tête, du cou, des épaules et des yeux. Mais dans son cas, il y a aussi un déséquilibre au niveau des méridiens du rein et du foie. Un simple massage ayurvedique relaxant de tête ne serait pas efficace et je lui explique.

- ◦ Ils disent dans les magazines que lorsque vous avez une migraine, il faut se faire masser la tête. Cela aide-t-il ? demande-t-elle.
- **Ils veulent sûrement dire que le massage est préventif ; suivant mon opinion personnelle, il faut éviter les massages pendant les migraines pour deux raisons. Tout d'abord, le massage augmente le volume de sang en drainant les fluides intercellulaires dans le système circulatoire. Ensuite, le massage ayurvedique de tête stimule particulièrement les flux de sang et d'énergie dans les capillaires crâniens. Les deux peuvent augmenter la pression sur les récepteurs de douleur de votre tête et aggraver votre mal de tête.**

- ◦ Je n'ai pas de migraine ayurvedique relaxant aujourd'hui. Donc on peut y aller ?
- **Je vais vous faire un massage ayurvedique relaxant du corps entier et le massage de tête en est une partie. Je dois travailler sur les méridiens qui stagnent. Vous pouvez avoir des réactions ce soir ou demain sous forme de maux de tête. Ce sont des réactions normales.**

- ◦ Ce n'est pas un problème, je vous appellerai si c'est trop.
- **Ça ne devrait pas, mais au cas où, n'hésitez pas.**

- ◦ Ce sont donc de simples maux de tête, pas des migraines, dit-elle alors que je travaille sur son dos.
- **Les gens confondent souvent des maux de tête avec des migraines, et ne demandent pas d'avis médical. Pour être vraiment sûr, il faut consulter un médecin. La plupart des maux de tête que j'ai vus dans mon cabinet sont des maux dûs à la congestion énergétique des muscles des yeux, du cou, des épaules, des mâchoires, etc., souvent en raison de longues heures passées devant l'ordinateur. Ces maux de tête disparaissent après quelques séances de massage ayurvedique relaxant de tête lorsque la congestion énergétique diminue.**

- J'ai vu dans votre article que les maux de tête peuvent provenir d'organes internes.
- **Oui, selon les principes énergétiques orientaux, les méridiens des organes vitaux comme le foie, les reins, l'estomac dans lesquels stagne l'énergie, peuvent causer des maux de tête.**

- Qu'est-ce que vous allez faire dans mon cas ?
- **Dans votre cas, je dois d'abord éliminer la stagnation dans les méridiens du foie, de la vessie et du cœur et renforcer vos méridiens uro-gynécologiques. Cela prendra du temps. Votre état va s'améliorer graduellement et la fréquence et l'intensité de vos maux de tête vont diminuer. Je dois aussi m'assurer que vous ne régressez pas et je vais avoir besoin de votre aide pour ça.**

- Quelle sorte d'aide ?
- **D'abord, vous allez réduire l'alcool, la viande rouge et le chocolat, ils surchargent le système biliaire. En même temps, nous avons besoin de trouver un moyen pour que vous puissiez gérer votre colère et votre frustration refoulée, qui font stagner vos méridiens biliaires. De plus, si vous utilisez l'alcool et le chocolat pour gérer ces émotions, vous brûlez vos bougies des deux côtés !**

- Vous me faites peur !
- **Ce n'est pas mon intention, je suis juste honnête. Je pense que vous êtes assez forte pour gérer ces émotions différemment.**

- J'ai essayé plusieurs moyens pour les contrôler mais cela ne marche pas. Mes pensées me rattrapent toujours. Quelle huile utilisez-vous ? Cela ouvre vraiment ma poitrine.
- **C'est un mélange de bergamote et de pamplemousse. Ces deux essences ont des effets décongestifs sur votre système biliaire. Mais revenons à vos pensées. Pourquoi essayez-vous de les contrôler ?**
- Parce que j'en ai peur. Elles viennent en masse et m'écrasent.

- **Faisons un exercice très simple. Fermez vos yeux et laissez vos pensées flotter en liberté. N'essayez pas de les contrôler, de les analyser ni de les arrêter. Laissez-les venir librement, comme des objets qui flottent sur une rivière. Imaginez-vous comme un observateur de vos propres pensées et comptez simplement leur nombre quand elles traversent votre esprit, comme si vous comptiez le nombre d'objets flottants sur la rivière devant vous. Je vous dirai quand vous devez arrêter.**

- Et si ces pensées me déstabilisent ?
- **Elles le feront si vous en avez peur. Je suis là pour vous aider si vous avez des réactions indésirables. Faites-le sans avoir peur et vous verrez ce qu'il se produira.**

Elle compte 26 pensées en deux minutes. Pendant cet exercice, j'ai pu voir son diaphragme bouger rapidement, indiquant des expériences transitoires déplaisantes.

- **Comment vous êtes-vous sentie pendant ces deux minutes ?**
- C'était difficile de ne pas contrôler les pensées mais je suis arrivée à les laisser passer tout en les comptant. Elles n'étaient pas aussi nombreuses vers la fin.

Je travaille sur la congestion énergétique de son abdomen et refais l'exercice quinze minutes après. Cette fois, il n'y avait plus que 8 pensées en deux minutes.

- C'est incroyable, comment ça marche ? Elle ne pouvait pas en croire sa propre expérience.

- **Lorsque vous laissez votre esprit vagabonder à sa guise, il se calme après un moment. Votre esprit est semblable à un cheval fougueux, laissez-le sauter un peu sans vous inquiéter, il se calmera tout seul. Plus vous essayez de le contrôler, pire ce sera.**

- Pourquoi y avait-il si peu de pensées la deuxième fois ?
- **Pour deux raisons principales : vous arrivez à mieux vous détacher de votre esprit la seconde fois et le massage ayurvedique relaxant abdominal a relâché l'intensité de vos émotions. En pratiquant, vous y arriverez mieux chaque fois et vos émotions vous affecteront de moins en moins. En effet, vous apprendrez à observer vos émotions, sans être affectée et elles passeront devant vous sans vous déranger. Vous serez capables de maintenir votre esprit, un état de repos parfait pour votre cerveau, pendant que vous êtes réveillée.**

- En d'autres termes, vous me transformez en vache sainte !
- **C'est juste pour donner du repos à votre cerveau hyperactif pendant quelques minutes ; et vous pourrez redevenir active mais avec plus de confiance et de grâce. Alors ce n'est pas si mal.**

- Et si je deviens émotionnelle pendant les exercices quand je serai toute seule ?
- **Je vais vous montrer des exercices de respiration qui vont diluer vos tensions causées par de telles successions de pensées. Cependant, si vous sentez trop de tension émotionnelle durant cet exercice à la maison, vous devez arrêter. Mais ne croyez pas que vous allez ressentir ces tensions. J'ai observé votre langage du corps pendant l'exercice et c'était tout à fait normal.**

- Avec quelle fréquence je dois le faire ?
- **Une fois par jour pendant dix minutes, c'est suffisant. Le meilleur moment pour vous serait avant d'aller vous coucher.**

- Ils disent dans la presse que vous suggérez des épices suivant les troubles énergétiques. Est-ce que je dois en prendre aussi ?
- **Oui, du curcuma. Achetez-en 500 grammes chez votre herboriste et prenez-en une cuiller dans un yaourt nature, quinze minutes avant de manger.**

Elle revient trois semaines après. Lorsqu'elle entre dans mon cabinet, je remarque que l'odeur de bile sur sa peau et son haleine est moindre. Ses yeux et sa langue sont toujours rouges mais la plupart de ses éruptions cutanées ont disparu.

- Je dors beaucoup mieux maintenant. Le fait de compter les pensées fonctionne à merveille. Je n'ai pas peur et ce qui est amusant, c'est qu'il n'y en a plus beaucoup ! dit-elle en se déshabillant.

- **C'est en fait l'objectif de réduire le nombre de pensées pour que votre cerveau se repose.**

- Comment se fait-il que je n'aie plus peur de mes pensées ?
- **C'est parce qu'avec cet exercice, vous réalisez inconsciemment que vos pensées sont plus petites que vous. Vous n'avez pas besoin de les contrôler parce qu'elles ne peuvent pas vous faire de mal. C'est tout comme un homme qui vous embête dans la rue. Si vous avez peur, vous courez ou devenez agressive, il prendra plaisir à vous embêter encore plus. Mais si vous lui faites face calmement avec un regard ferme et digne, il vous laissera.**

- Je ne vous suis toujours pas. Comment pouvez-vous faire partir la peur en comptant simplement les pensées ?
- **Compter est un moyen artificiel pour éviter que vous vous arrêtiez sur une pensée trop longtemps. Vous sentez la pensée, plaisante ou non, mais pendant un tout petit moment et avant qu'elle ne devienne trop intense, vous allez vers la suivante. Cela vous permet de sentir l'intensité à un niveau réduit, sans être menacé par elles et avec le temps vous devenez en quelque sorte immunisée contre elles.**

- Et si je deviens immunisée contre les pensées agréables, cela ne peut pas être si bien !
- **Le bonheur en excès est aussi mauvais que le malheur en excès. Ils affaiblissent tous les deux le cœur et déstabilisent l'esprit. Cet exercice ne réduit pas votre capacité à ressentir le bonheur ou le malheur. Il réduit simplement votre vulnérabilité. Le nombre de pensées diminue jusqu'à ce que votre esprit soit au repos total.**

- Vous traitez le malheur sur le même plan que le bonheur comme si on avait besoin des deux. Mais, je ne vois pas ce que mes malheurs m'ont donné d'autre que de la frustration.

- **Le malheur qui arrive, suite à une perte émotionnelle ou physique, provoque de la frustration seulement si vous n'acceptez pas la perte. Mais, si vous acceptez la perte et allez de l'avant, en cherchant des alternatives, cette phase de réflexion qui accompagne le malheur, aide à regarder les choses d'une manière plus réaliste, avec une plus grande maturité. Un bon chef sait marier les goûts amers et sucrés dans les bonnes proportions pour que sa nourriture puisse stimuler vos papilles gustatives et votre cerveau entier. La même chose s'applique au mélange d'émotions négatives et positives pour votre croissance émotionnelle. Vous avez besoin des deux types et vous êtes votre propre chef.**

Les points sur les méridiens du foie et de la vésicule biliaire sont moins congestionnés cette fois. Je fortifie alors le méridien de l'*eau*. Mais quelques points sur son dos et son abdomen sont particulièrement déficients.

- **Vous devriez faire brûler un bâtonnet d'encens et le tenir à deux centimètres de votre peau, je lui dis en montrant un point sous son nombril ; la chaleur de l'encens va fortifier l'élément *eau* sur ce point.**

Nous finissons la séance par un massage ayurvedique relaxant de la tête aux pieds et convenons de nous revoir dans deux semaines.

- Je voudrai un grand massage ayurvedique de tête la prochaine fois, dit-elle en sortant.

Je lui fais un massage ayurvedique relaxant de tête et du visage de 45 minutes la fois suivante mais, je me concentre également sur les points énergétiques. Elle s'endort au milieu et revient à ses sens lorsque le téléphone sonne. Je finis de travailler sur quelques méridiens et enchaîne sur une posture de yoga que j'avais pensée pour elle.

- Cette posture s'appelle la posture du lapin car dans cette position, vous ressemblez à un lapin apeuré qui essaie de cacher sa tête, je lui dis en montrant la posture sur le tapis à côté de la table.

- ◦ Je croyais que je n'avais plus besoin d'avoir peur ? Alors quels sont les effets de cette posture étrange ? dit-elle en souriant.
- Elle bloque temporairement beaucoup de sang dans votre rate et dans votre foie, ce qui donne à ces organes une chance d'extraire plus de nutriments que d'habitude et de se débarrasser des toxines, cela les fortifie. La plupart des postures de yoga ont été conçues, à l'origine, pour donner plus de sang aux organes vitaux et aux autres composants structuraux du corps, cet aspect du yoga est souvent ignoré. L'utilisation thérapeutique du yoga en Inde consiste à ne choisir que quelques exercices qui vous conviennent, suivant les organes qui sont en déséquilibre, et vous encourage à les pratiquer quotidiennement chez vous pendant quelques minutes.

- ◦ Combien de fois dois-je faire ces exercices et pendant combien de temps ?
- Je suggère que vous les fassiez deux fois par jour, en commençant par 30 secondes chacun pour aller jusqu'à une minute. Voyons comment ça marche et si nécessaire, j'ajouterai d'autres exercices.

- ◦ Y a-t-il d'autres bienfaits à ces exercices ?
- Ils aident les fonctions des glandes pituitaires et thyroïdiennes. Toutes deux ont des rôles importants sur votre métabolisme. Ils augmentent l'extensibilité de la colonne vertébrale, ce qui est particulièrement utile pour ceux qui se sont affaissés, en raison de postures sédentaires. Une colonne en bonne santé assure également une bonne circulation d'énergie vitale dans le méridien principal, le long de la colonne vertébrale, et dans les deux méridiens complémentaires de chaque côté. C'est très utile pour maintenir les six centres d'énergie en équilibre et l'énergie masculine et féminine en vous.

****

Son état s'est amélioré rapidement et j'ai pu réduire le nombre de visites nécessaires plus rapidement que les autres. La fréquence et l'intensité de ses crises ont baissé en 8 mois. Maintenant elle vient me voir une fois par mois pour un massage ayurvedique de détente et je dois consacrer 45 minutes de la séance à sa partie favorite, la tête !

Dépression de type *eau* :

mélancolie, perte de volonté et de joie, sensation d'impuissance et d'apathie

Simona, une jeune femme italienne de 27 ans, est venue me voir sur les recommandations de son gynécologue, un client régulier. Simona a rencontré son mari français lorsqu'il travaillait à Milan et ils ont ensuite déménagé à Paris et ont eu leur premier enfant. Quand elle est venue me voir, son bébé avait quatre mois et demi et elle avait déjà fini ses séances de rééducation périnéale et abdominale.

Elle aime beaucoup Paris et sa vie ici. Elle peut compter sur sa belle famille et de sa propre mère pour l'aider avec son bébé. Elle n'avait pas trop pris de poids pendant sa grossesse, seulement 10 kg, et elle en a perdu 6 depuis. Elle n'est pas pressée de reprendre son travail et a négocié un congé maternité de 6 mois avec son employeur italien.

Elle est en bonne santé physique mais manque sévèrement de volonté et ressent un sentiment d'impuissance et d'apathie pour tout. Même confrontée à de petites difficultés, elle ne s'en sort pas. C'est surprenant chez elle, car elle a toujours su faire face aux défis facilement. Maintenant, même les problèmes les plus simples de la vie la plongent dans le désespoir et lui demandent trop d'énergie. Elle perd sa joie de vivre.

Elle devient très émotionnelle pendant le bilan énergétique. Pour me concentrer sur ses indicateurs physiques, je lui donne un exercice de respiration qui calme ses émotions. Lorsqu'elle se concentre sur le rythme de sa respiration, ses émotions diminuent, ce qui me laisse tout juste le temps de faire une évaluation énergétique rapide.

Son pouls radial est profond et fort, il indique une perturbation de l'élément *eau*. Sa langue est épaisse et enflée avec une couche blanche au fond. Les points de pression de ses méridiens de lactation et de menstruation indiquent une stagnation d'énergie ; les canaux lymphatiques et sanguins montrent un manque de vitalité. Les centres d'énergie du coccyx et du pubis manquent d'énergie ; Simona confirme son manque d'enthousiasme sexuel. Les muscles autour de ses veines fémorales sont congestionnés mais son utérus s'est bien rétracté, d'autant plus qu'elle continue d'allaiter.

Son enfant est hyperactif et a un sommeil agité. Cela l'empêche de dormir correctement. Comme elle se sent agitée et anxieuse, ses montées de lait sont difficiles et le bébé pleure. Cela la stresse d'autant plus qu'elle se sent coupable. Elle a vraiment l'impression de sombrer dans un cercle vicieux. Son gynécologue lui a recommandé de venir me voir pour se détendre. Son immunité commence également à souffrir : elle a attrapé trois rhumes depuis la naissance et les a transmis à son bébé. Elle a donc besoin de trouver une solution pour se détendre et retrouver la vitalité avant le début de l'hiver.

Il s'agit d'une **dépression de type *eau*** qui n'est pas nécessairement associée à la naissance d'un enfant. Cependant les changements hormonaux suite à un accouchement peuvent rendre une femme plus vulnérable à ce genre de dépression. En Inde, en mesure préventive, les femmes sont massées avec de l'essence de sauge pendant 31 jours après l'accouchement. La sauge fonctionne comme les hormones féminines et compense la chute d'hormones après l'accouchement, ce qui réduit la vulnérabilité de la maman à la dépression postnatale.

- Je vous suggère d'acheter un flacon de 10 ml de sauge dans une herboristerie et de la mélanger avec un litre d'huile d'amande douce. Vous devez l'appliquer sur tout votre corps avant de vous endormir. Utilisez un type de sauge doux, car elle peut être toxique pour votre bébé. Prenez une douche avant d'allaiter.

- ◦ Est-ce que j'en ai besoin tous les jours ? Pendant combien de temps ? demande-t-elle anxieuse.
- **Oui, tous les jours pendant un mois. Vous avez déjà utilisé de la sauge ?**

- ◦ J'en ai mangé en salade et j'aime l'odeur.
- **Sous forme d'huile essentielle, c'est beaucoup plus fort. Il faut bien respecter la dilution et vous pouvez augmenter la concentration progressivement si nécessaire jusqu'à 20 ml dans un litre d'huile d'amande douce.**

Après avoir éliminé les blocages énergétiques des muscles autour de ses hanches, je vois une amélioration visible au niveau des veines de ses jambes. Je lui recommande de diffuser de l'eau froide sur ses jambes deux fois par jour pour améliorer sa circulation lymphatique.

- ◦ Je déteste l'eau froide. Cela va être très difficile.
- **Pas autant que vous ne le croyez. Vous aurez besoin de motivation au début mais une fois que vous en verrez les bienfaits, vous vous y tiendrez.**

- ◦ Cela marche comment ?
- **D'un point de vue mécanique, l'eau froide contracte les vaisseaux sanguins et lymphatiques et favorise le retour des fluides. Cela provoque aussi un réflexe de stimulation des glandes lymphatiques et des mouvements rythmiques des vaisseaux. L'eau froide favorise le drainage lymphatique. L'effet réflexe reste plusieurs heures, c'est-à-dire que le mécanisme de pompage continue longtemps après avoir utilisé l'eau froide.**

- ◦ On m'avait dit de prendre des bains chauds lorsque j'ai les jambes fatiguées.
- **Je doute que les bains chauds puissent aider. L'eau chaude dilate les vaisseaux et les fluides s'échappent vers les espaces entre les cellules et cause une rétention de fluide.**

- Et la chaleur sur la plage ? Est-ce que cela provoque des rétentions de fluide ?
- **Si vous n'allez pas dans la mer froide, après vous être exposé, oui. Dans les pays d'Europe du Sud, les gens ont tendance à avoir une aversion pour l'eau froide. Cela est un des facteurs qui font que les femmes de ces pays, avec l'âge, ont tendance à accumuler plus de fluides dans leurs jambes que les femmes des pays de l'Europe du Nord.**

Nous terminons la séance par un massage ayurvedique relaxant du corps entier et convenons de nous revoir une fois par semaine pendant un mois. Je lui demande d'amener son enfant et son mari pour la séance suivante et de réserver une demi-heure extra pour l'enfant.

Lors de la séance suivante, elle me confie que son humeur s'était améliorée.

- Je ne ressens plus autant de lourdeur, dit-elle en portant son petit garçon.

Pendant que nous parlons, je remarque que le bébé bouge constamment sa tête d'un côté et de l'autre. Cela montre une congestion énergétique derrière la tête surtout au niveau des muscles du cou. Je lui demande d'allonger son bébé sur la table et m'assieds au bout de la table.

- **Deux fois par jour, vous devriez mettre la tête de votre bébé dans votre main, sans mettre trop de pression dans vos doigts. Au début, vous le trouverez agité, mais il se calmera rapidement et il s'endormira même peut-être.**

- Et qu'est-ce que cela fait ? demande son mari avec curiosité.
- **Cela élimine les congestions énergétiques des muscles de la tête et du cou. Lorsqu'il sent la tension, il bouge la tête d'un côté et de l'autre pour trouver une position confortable et cela perturbe**

son sommeil. Si on régularise les flux d'énergie dans cette zone, cela l'aidera à mieux dormir.

- Il parait qu'en Inde, vous massez les nouveau-nés. À quel âge peut-on commencer à masser un enfant ?
- Vous pouvez masser très doucement et lentement un bébé à partir du troisième jour de sa naissance. Cela lui fait du bien à différents niveaux pour l'élimination des peaux mortes et des toxines, et pour l'amélioration de la digestion, de l'immunité et du sommeil. Les mères indiennes mettent aussi un coton trempé d'huile de sésame et de santal sur la fontanelle pour éviter la déshydratation du cerveau et cela facilite la croissance des cellules nerveuses. Il y a aussi la partie émotionnelle du massage de bébé, car il aide à développer le lien entre l'enfant et les parents, c'est d'autant plus vrai pour les parents occupés qui sont obligés de faire garder leurs enfants.

- Je lui mets de la crème sur le corps régulièrement après le bain, dit Simona.
- C'est bien pour éviter la déshydratation mais vous pouvez faire quelque chose d'autre.

À ce moment, je lui demande de se déshabiller et une fois qu'elle est allongée sur la table, je place gentiment le bébé sur son ventre.

- Vous devriez masser le ventre de votre bébé doucement dans le sens des flux du côlon avec de l'huile d'amande douce sur vos mains. Cela a plusieurs effets. Ces techniques douces facilitent d'abord les mouvements d'aliments dans ses intestins. Ensuite, l'effet relaxant sur son diaphragme et sur les structures associées de son système digestif, réduit le reflux gastrique. Ils éliminent aussi les flatulences de son système digestif et améliorent son sommeil. Mais il ne faut pas mettre trop de pression sur son squelette car celui-ci n'est pas encore complètement formé, je lui dis en lui montrant les mouvements sur son ventre.

- Et je dois le mettre sur mon ventre pour faire ça ?
- Vous n'êtes pas obligée mais c'est mieux. Pendant que vous lui massez le ventre, votre chaleur pénètre dans son dos. Et cela peut être très relaxant pour lui. De plus, dans cette position, le centre d'énergie de son sacrum reçoit un afflux d'énergie vitale de vous et cela le sécurise, quelque chose dont ont besoin les enfants très tôt.

Le bébé commence déjà à s'endormir. Alors je le rends à son papa et je continue la séance de Simona.

L'énergie de certains muscles de ses hanches s'est congestionnée et je dois la disperser. Je renforce aussi certains points de ses méridiens de menstruation et de lactation avant de me tourner vers les méridiens de la rate et de la vessie pour fortifier l'élément *eau*.

- Vous pouvez faire deux choses pour améliorer votre lactation. Tous les jours après votre douche, vous pouvez prendre de l'huile d'amande douce dans vos mains et masser autour de votre poitrine en faisant des mouvements circulaires. En plus de favoriser la montée de lait, cela aide le drainage lymphatique de vos seins, je lui dis en lui montrant la technique.

- Et la seconde chose ?
- Beaucoup plus simple, il suffit de regarder plus souvent votre enfant lorsque vous lui donnez le sein. Cela peut paraître banal mais beaucoup de mamans occupées ne regardent pas leurs bébés en leur donnant le sein. La connexion visuelle est importante, cela influence votre montée de lait. Si vous faites autre chose ou regardez ailleurs, le flux du lait est en quelque sorte obstrué. De plus, vous perdez un moment très précieux de lien émotionnel avec votre bébé.

- J'ai aussi remarqué que cela me détend lorsque je le regarde en l'allaitant.
- Oui, cela peut vous déconnecter temporairement du reste du monde.

Nous finissons sa séance par un massage ayurvedique relaxant du corps entier.

Les deux séances suivantes ont été très similaires et à la fin de la quatrième séance, elle a retrouvé son équilibre. Comme son état s'améliore, l'agitation de son bébé diminue et elle retrouve une vie harmonieuse avec son mari.

****

Simona a continué ses séances à des intervalles de trois semaines pendant les trois mois suivants. Après avoir repris son travail, nous avons augmenté la fréquence à toutes les deux semaines pendant deux mois, de manière à ce qu'elle s'adapte à son double rôle de mère et femme active. Maintenant, elle vient une fois par mois, pendant son heure de déjeuner, pour se maintenir en forme.

Remarque : La meilleure huile pour les **dépressions de type *eau*** est l'huile d'*Eucalyptus Globulus*. Vous pouvez faire brûler chez vous un diffuseur le soir et son odeur travaille directement sur votre élément *eau* pour le fortifier et ainsi enlever toute mélancolie et améliorer votre immunité. Cependant cette huile est **contre-indiquée** en présence d'un nourrisson.

Stagnation d'énergie dans les méridiens du foie et ses effets sur les muscles :

spasmes énergétiques musculaires, mâchoires serrées, oppression dans la poitrine, règles douloureuses, colère refoulée, difficultés de communication

Une de mes clientes m'a parlé de Camille, sa collègue de travail, de ses crises de colère, de ses spasmes musculaires et de la contraction des muscles de ses mâchoires. Camille vient d'une famille très conservatrice et stricte, n'a jamais été massée, même par une femme et ma cliente se demandait si c'était une bonne idée que Camille vienne.

Camille avait vu plusieurs thérapeutes car ses résultats professionnels souffraient de ce problème. Malgré une nature très réservée, Camille est une personne assez aventureuse et a vécu à l'étranger dans des climats difficiles. Elle a une forte personnalité, est très méticuleuse au travail. Elle est maman de deux enfants. Ses problèmes ont commencé suite à des difficultés relationnelles avec son compagnon.

Je donne à ma cliente quelques documents sur mes techniques et lui demande que Camille me contacte directement si, après avoir lu ces documents, elle se sent à l'aise. Une semaine après, Camille appelle pour un rendez-vous.

Je remarque son froncement de sourcils lorsqu'elle entre dans mon cabinet et son odeur de type acide. Il y a une certaine hostilité dans son comportement et elle répond à mes questions par des monosyllabes. Vu son comportement irritable, je décide de ne pas poser trop de questions et me concentre plutôt sur son langage du corps pour avoir mes réponses, en attendant qu'elle ne se décide à communiquer.

Sa langue est rouge pourpre et enflée sur les côtés. Son pouls, indicateur de la bile, est lancinant et fort, ses mains et son avant-bras tremblent, même en position de repos. Son épaule droite est rouge ; la peau au-dessus de la région de son foie, de son pancréas et de sa vessie est rouge et écaillée. L'énergie de son diaphragme est congestionnée, ses ongles sont cassants et ses yeux rougis.

Les points indicateurs de ses orteils, ses poignets et sa poitrine montrent une stagnation de l'énergie vitale. Surtout les méridiens du foie, du cœur et du péricarde sont congestionnés. Les spasmes énergétiques musculaires sont bilatéraux ; l'énergie des tendons de ses mains et de ses pieds est congestionnée ainsi que celle de ses mâchoires et des muscles derrière sa tête.

Étant donné sa personnalité et la nature des stagnations, je décide de prendre une approche prudente pour éviter de trop grosses réactions. Je décide d'attendre qu'elle communique un peu plus d'informations complémentaires pour arriver à une meilleure évaluation. Je commence un massage ayurvedique relaxant du corps et environ quarante minutes après, son corps commence à s'ouvrir, tout d'abord, ses lèvres, ensuite ses poings et, finalement, le cou.

Lorsque j'approche le ventre, les muscles se contractent, indiquant une stagnation d'émotion. Lorsque je place doucement mes mains à plat sur son nombril, sa respiration s'accélère, elle tourne légèrement le visage et se met à sangloter. Cela dure deux minutes pendant lesquelles je maintiens légèrement la pression de mes mains sur son ventre. Ses sanglots ralentissent et sa respiration redevient normale et pour la première fois, elle me regarde dans les yeux. Vu l'intensité de ses émotions je décide de ne pas poser plus de questions ce jour-ci. Comme les muscles de son abdomen se détendent, je fais un travail énergétique sur son diaphragme et son foie.

Son thorax s'ouvre et sa respiration devient pénible. Les tendons de ses mains et ses jambes restent serrés, mais quelque chose se produit alors que je travaille sur la région du foie. Lorsque je relâche la stagnation d'énergie de la cage thoracique, ses mâchoires s'ouvrent en grand avec une exhalation profonde. Je m'arrête pour observer ; elle referme doucement sa bouche et il n'y a plus de signes de tension dans les muscles de ses mâchoires ! Elle s'en assoit presque sur la table de massage et pour la première fois, elle sourit.

Je travaille sur ses épaules et sa tête et nous finissons plus tôt que prévu. En sortant de mon cabinet, je lui demande de m'appeler trois jours après pour me donner les détails de son évolution. Je ne lui propose pas de second rendez-vous pour la laisser faire elle-même.

Elle me rappelle le lendemain même. Elle a dormi toute la nuit et son petit ami ne s'est pas plaint de ses grincements de dents. Elle a eu mal à la tête (c'est normal après un travail énergétique sur le foie) mais ses mâchoires sont moins douloureuses et elle peut porter son stylo sans trembler. Nous fixons un rendez-vous pour quinze jours après.

La deuxième fois, j'obtiens plus de détails sur elle. Depuis les huit derniers mois, elle a des palpitations fréquentes, un sentiment d'oppression dans sa poitrine et la gorge serrée, elle a des difficultés à avaler. Tout a commencé lorsqu'elle a appris que son compagnon la trompait avec l'une de ses meilleures amies.

Elle voulait se séparer de lui mais sa mère, qui s'occupe de ses enfants lors de ses voyages d'affaire, lui a rappelé les conséquences d'une séparation. Elle n'est financièrement pas indépendante et même si elle pouvait considérer cet acte d'infidélité comme une affaire sans suite, son orgueil ne céderait pas. Elle en veut à son compagnon et a coupé toute communication avec la plupart de ses amis.

Au début, elle aimait consacrer toute son énergie au travail mais les problèmes digestifs ont commencé, avec le hoquet et les reflux acides. Elle a mal à la tête, comme si elle était dans un étau, deux à trois fois par semaine, et elle a commencé à avoir des douleurs poignantes dans le haut du ventre. Ensuite, elle a commencé à avoir des spasmes musculaires, les mâchoires serrées et les épaules douloureuses. Ses syndromes prémenstruels se sont multipliés, tout comme ses crises de colères. Tout cela l'empêche alors de travailler, elle a perdu son efficacité, s'inquiète constamment pour tout et ressent une forte tension nerveuse qui l'empêche de se concentrer.

À la maison, elle est de mauvaise humeur et irritable avec ses enfants, ce qui la frustre encore plus. Elle ne peut pas pleurer car sa mère la critiquerait pour sa faiblesse et elle se ferme à toute communication.

Les informations qu'elle me donne, confirment mon hypothèse initiale de stagnation d'énergie vitale dans les méridiens circulatoires et biliaires, qui affectent ses muscles et ses émotions. Suivant les principes énergétiques orientaux, le foie contrôle les muscles, les tendons et les ligaments, en plus de produire la bile et de détoxiquer. Lorsque l'énergie circule bien dans les méridiens du foie, il n'y a pas de stagnation de sang dans le foie et les muscles se contractent et se détendent normalement. Mais lorsque l'énergie stagne dans le méridien du foie, les mouvements harmonieux des muscles sont interrompus, ce qui laisse place à des spasmes, des crampes et des tremblements.

Les muscles compressés de ses mâchoires indiquent la colère et pour une personne dominée par la bile, cela arrive dans des situations sans compromis. En personne responsable, elle n'arrive pas à mettre son propre intérêt devant celui de ses proches (Camille ne pouvait pas laisser son compagnon en raison des enfants). Cela nourrit sa frustration et, comme elle est de nature intense, elle n'arrive pas à dissoudre sa tension par des moyens plus légers. Elle se consacre alors entièrement à son travail, la distraction la plus facilement disponible. C'est un cas où les meilleures qualités d'une personne, dominée par la bile, se retournent contre elle dans les situations difficiles et la poussent sur un chemin glissant.

Lors de la première séance, j'avais fait un léger travail pour relâcher ses mâchoires et ses muscles contractés. La séance énergétique l'a fortement détendue, ce qui a régularisé la trop grande réactivité de ses muscles. Maintenant, il faut faire un travail énergétique plus profond sur deux méridiens distincts.

Alors que ses méridiens de la bile concentrent trop d'énergie vitale, ses méridiens du cœur et du péricarde en manquent. L'excès d'énergie dans les méridiens de la bile provoque une trop grande réactivité des muscles, des déséquilibres digestifs et gynécologiques et une hostilité refoulée. Le manque d'énergie dans les méridiens de la circulation provoque des palpitations, des insomnies et des problèmes relationnels comme le manque d'estime, ou des comportements in-sociaux (le méridien du cœur est responsable de la relation avec soi-même et le méridien du péricarde est responsable des relations avec les autres). Cependant, je mets la priorité et prête plus d'attention sur les méridiens de la bile maintenant.

Je choisis l'huile essentielle de camomille romaine *(Chamomilla Nobile)*. Elle régule le flux d'énergie vitale, est antispasmodique et analgésique, particulièrement dans cette situation. C'est une excellente huile pour les tensions nerveuses et le syndrome prémenstruel qui sont associés à la stagnation de l'énergie vitale dans le foie. Cela marche sur le plexus solaire et a des effets psychologiques pour équilibrer nos besoins de nous occuper des autres et de nous-même. Cela réduit aussi la colère refoulée.

- Quels sports aimez-vous ? je lui demande pour briser le silence pesant.
- ◦ Le vélo et la natation. Mais je n'ai pas beaucoup de temps pour en faire tous les jours.

- Essayer d'en faire tous les jours, ce n'est pas très réaliste pour une femme active comme vous. De plus si vous en faites correctement, une fréquence de tous les trois jours est suffisante. Est-ce qu'il y a une piscine près de votre travail ou de votre maison ?

- Oui, il y en a une, mais les gens y vont tous à l'heure du déjeuner. Ils se poussent, ce n'est pas agréable.
- **Il y a des couloirs suivant la vitesse à laquelle vous nagez. Vous devriez aller dans le couloir nage lente.**
- C'est inutile car je ne brûlerai pas assez de calories.
- **Malheureusement tout le monde pense de cette manière et c'est pour la même raison que tout le monde nage à toute vitesse. En fait, vous pouvez nager lentement et c'est encore mieux.**

- Comment ça ?
- **Lorsque vous nagez agressivement, vous provoquez inutilement des sécrétions d'adrénaline ; ce qui a un effet négatif sur votre métabolisme. Au contraire, si vous restez modeste et allez dans le couloir lent, vous pouvez nager tranquillement à une vitesse décente pendant une période raisonnable sans être interrompue. Vous stimulez aussi votre métabolisme et brûlez des calories pendant le reste de la journée, voire même le lendemain.**

Je lui demande de revenir la semaine suivante car elle part à l'étranger un certain temps.

- La natation me fait vraiment du bien. Je me sens moins irritable, dit-elle en se préparant pour la séance.

- **L'eau travaille directement sur les excès de l'élément *feu* de votre corps et réduit votre susceptibilité à la colère. L'odeur des arbres et de la terre est aussi bénéfique. Avez-vous déjà fait du vélo dans les bois ?**
- Oui, j'y suis allée avec mon compagnon le week-end dernier. Et nous avons décidé de ne pas parler du passé. Nous avons juste roulé.

- **Il n'y a rien de mieux que d'accepter et de laisser-aller. Nous faisons tous des erreurs dans des moments de faiblesses et les plus sages sont ceux qui en tirent des leçons et vont de l'avant. De plus, les mots n'ont peu de sens dans de telles situations. C'est le langage du corps, des regrets et la détermination qui comptent.**

- C'est quelqu'un de bien, je ne sais pas ce qu'il s'est passé.

- **Peut-être l'alcool, la pression. En tout cas, cela n'a rien à voir avec vous. Il a retenu sa leçon et il ne faut plus ruminer ça maintenant.**
- Merci pour votre soutien.

- **J'ai un petit exercice à vous donner : en rentrant du travail, prenez une douche, allongez-vous sur le dos, pendant 10 minutes en écoutant votre respiration et les battements de votre cœur, en fermant les yeux. Ensuite, pensez aux expériences de votre passé où vous étiez dans des situations difficiles et comment vous vous en êtes sortie. Vous allez voir que la plupart du temps, c'était par vos propres efforts.**

- Et qu'est-ce que cela va m'apporter ?
- **Cette technique de méditation renforce votre confiance en vous-même et votre propre estime. Ça vous aide aussi à retrouver votre bonheur en vous et réduit votre dépendance émotionnelle sur les autres.**

Ses problèmes digestifs et la congestion énergétique de ses muscles se sont considérablement améliorés. Ses mains ne tremblent plus et elle n'a pas eu une seule fois de spasmes depuis sa première visite. Cette fois, je travaille principalement sur les méridiens circulatoires.

Les *marmas* (points de pulsation de l'énergie vitale) sur lesquels je travaille sont *apalapa* (au dessus et sur les côtés des bouts des seins), *apastambha* (entre les seins et le sternum), *stanamula* (au-dessous du sein), *stanarohita* (au-dessus du sein), *neel dhamni* (devant le larynx) et *manya dhamni* (à côté des glandes thyroïdiennes). Les quatre premiers points sont importants pour les symptômes prémenstruels dans son cas, et les deux derniers sont liés au centre d'énergie de la gorge (*visuddha chakra*), qui régule le métabolisme, la respiration et la capacité de communication.

Lorsque je travaille sur les deux derniers points, elle ressent une gêne au niveau de la gorge. Cette sensation passe de haut en bas et disparaît graduellement en emportant les sensations d'oppression dans sa poitrine.

****

Camille a continué les séances dans mon cabinet en les espaçant de 2 à 3 semaines pendant les trois mois suivants. Elle a regagné la confiance en son compagnon et s'est débarrassée de certains de ses "amis" qui n'arrêtaient pas de la critiquer et de vouloir contrôler sa vie. Maintenant, elle vient pour une séance tous les deux mois.

Dépression de type *terre* :

accoutumance au sucre, selles molles chroniques, jambes lourdes, léthargie et sentiment d'abandon

Stéphanie, avocate à la cour de 29 ans, est venue me voir pour sa dépendance sur les aliments sucrés et l'alcool. Elle travaille quatre jours par semaine en tant qu'avocate indépendante, et deux jours en tant que bénévole, dans un centre de réhabilitation pour toxicomanes.

Dans le cadre de son métier d'avocate, elle travaille environ 60 heures par semaine dont moins d'un tiers à la cour où elle plaide des cas. Au centre de réhabilitation, ses clients sont assez variés : des hommes et des femmes de tout âge mais surtout une large proportion d'adolescents. Elle passe beaucoup de temps à les aider et à les conseiller, ce qui lui fait faire de longues journées de travail.

Elle a du mal à séparer sa vie personnelle et professionnelle jusqu'à un tel point qu'elle a commencé des relations intimes avec un de ses clients, un homme presque le double de son âge, récemment divorcé de sa riche femme qui lui a retiré la plupart de ses investissements personnels, le laissant sans ressource. Elle l'a défendu dans un procès judiciaire et a perdu le cas mais elle ne pouvait supporter que “ce bel homme flotte sur la rivière qui l'aurait conduit vers un océan de misère”, m'avait-elle confié.

En dehors de ses excès d'aliments sucrés et d'alcool qui se sont empirés depuis sa relation avec cet homme il y a un an et demi, elle se plaint de diarrhées chroniques, de faiblesse et de lourdeur dans les membres, de somnolence après les repas et de grandes difficultés à se lever le matin. Récemment, on lui a décelé une hernie hiatale et des hémorroïdes. Les veines de ses jambes sont saillantes, sa complexion terne et sa langue pale et enflée. Son pouls est profond mais faible, ce qui indique une prédominance de mucosités.

Sa dépression a commencé après un avortement. Pour lutter contre les effets postérieurs, elle s'est plongée encore plus dans le travail et finit parfois à 23 heures. Pendant la journée, lorsque son énergie baisse, elle mange des sucreries, pas nécessairement des chocolats ; elle aime les dates du magasin diététique qu'elle considère comme des substituts sains, mais les quantités ont augmenté avec le temps et son poids aussi (elle a pris huit kilos depuis son avortement).

Elle termine normalement sa journée par un verre d'alcool, avant d'aller se coucher. Au début, elle trouvait ça bien de prendre un verre en regardant la Seine de ses grandes fenêtres de son appartement du sixième étage : la vue d'un fleuve faisait flotter ses pensées dans sa tête, mais avec le temps elle buvait de plus en plus et ignorait la beauté de la Seine. Maintenant elle se lève le matin avec un mal de tête et ne retrouve pas son énergie avant 11 heures.

Sa concentration est de mauvaise qualité. Elle ne peut rester que difficilement sur un sujet pendant longtemps, et elle se retrouve souvent prise au piège de cycles de pensées. Au début, ces pensées tournaient autour de ses clients, mais récemment, ils se concentrent sur des sujets tout à fait ordinaires, et elle a l'impression de gaspiller son intellect. Elle passe des heures autour de sujets importants, sans même trouver une conclusion significative et cela la déprime.

Sa dépendance sur l'alcool s'est empirée depuis qu'elle a l'impression que personne ne pense à elle, même son amant qui est trop occupé. Elle se soucie beaucoup des autres et même adolescente, on l'appelait "maman". Pour une raison inconnue, elle ressent toujours ce besoin d'aider les gens et en néglige parfois ses propres besoins. Elle se sent facilement blessée lorsqu'une des personnes qu'elle a aidée, lui fait du mal, ce qui lui arrive souvent, du moins d'après elle. Quand je lui demande si elle s'attend à ce que les autres lui rendent ses actes de bénévolat, elle répond que non, qu'elle n'attend rien des autres. Elle insiste sur le fait qu'elle est heureuse de faire du bien et qu'elle n'est pas en manque d'émotions.

C'est une **dépression de type *terre***. En général, les gens dominés par les mucosités (type *Kapha* en Ayurveda) sont susceptibles d'avoir ce genre de déséquilibre et dans le cas de Stéphanie, sa déception, l'avortement, et la négligence de son petit ami, sont autant de cause de sa dépression.

La tendance vers les sucreries est normale pour son type de constitution mais pas sa dépendance sur l'alcool. De plus, l'alcool augmente le *feu* dans le corps, la *terre*, déjà faible, est incapable de contrecarrer ce *feu* et comme il y a déjà des signes préliminaires de perturbation de ce dernier, je dois faire quelque chose rapidement pour lui faire réduire sa consommation d'alcool.

Elle n'est pas alcoolique mais elle consomme de l'alcool avant d'aller se coucher, un moment où elle est en manque d'attention de son ami, après une journée difficile. Comme elle a été rejetée par son ami, elle ne se sent plus attirante et a l'impression d'être délaissée, ce qui lui donne envie d'abuser de l'alcool. Même si elle a pris du poids récemment, elle se porte bien et derrière sa tendance autodestructrice, je vois qu'elle est une femme digne et élégante. De plus, elle travaille dur et est méticuleuse, elle peut donc être rigoureuse. Si, par des techniques de yoga et des règles de vie simples mais régulières, je peux l'aider à retrouver sa propre estime et sa dignité, elle cessera de s'autodétruire avec l'alcool. Je dois faire attention car je n'ai pas encore sa confiance.

- Comment vous sentez-vous normalement après une journée de travail ? je lui demande d'un air détaché.
- ○ Fatiguée et lourde. Je n'ai pas beaucoup d'appétit et j'ai envie d'aller droit au lit.

- Aimez-vous prendre une douche avant d'aller vous coucher ? je lui demande en faisant attention de ne pas l'offusquer.
- ○ Je le faisais quand je voyais régulièrement mon ami. On a besoin au moins de sentir frais.

• Il y a une autre raison très importante de se doucher avant de se coucher, cela détend votre système nerveux et musculaire. De plus, si en fin de douche, vous arrivez à mettre de l'eau fraîche sur votre corps et votre tête, cela stimulera une partie très importante de votre cerveau qui contrôle votre horloge biologique, votre circulation lymphatique et votre système endocrinien.

◦ Prendre une douche froide !

• Je ne vous demande pas de prendre une douche froide, mais de réduire la température graduellement à la fin de la douche. Vous verrez que ce n'est pas difficile et beaucoup de mes clients le font plus facilement qu'ils ne le pensaient. Cela vous donne une nouvelle énergie lorsque vous sortez de la douche.

◦ Cela ne peut pas être mauvais. Au moins, j'aurai un peu d'énergie pour manger.

• Exactement. Mais si vous êtes un peu courageuse, il y a encore une petite chose que vous pouvez faire pour retrouver votre énergie après la douche.

◦ Et qu'est-ce que je suis censée faire après une douche froide ?

• Vous devriez vous habiller avec des vêtements amples, vous étendre sur le dos pendant dix minutes, en ne faisant rien d'autre que d'écouter votre respiration. Voyez si vous pouvez sentir les mouvements de vos poumons et les battements de votre cœur.

◦ Pour quoi faire ?

• C'est une méthode très pratique pour donner des vacances temporaires à votre tête et vous concentrer sur votre corps. Cela vous fait sentir votre corps et la vie en lui, ce qui est très important pour regagner votre amour-propre.

À ce stade, elle se mord les lèvres et résiste aux larmes. Je me tourne pour mélanger des huiles sans essayer de contrôler ses émotions.

- **Les deux techniques simples dont je viens de parler vous aideront à retrouver beaucoup d'énergie à la fin de votre journée. Et vous aurez certainement envie de vous préparer un petit repas et de l'accompagner d'un verre de vin près de votre fenêtre, je poursuis tout en préparant la séance.**

◦ Mais manger toute seule, ce n'est pas amusant.

- **C'est peut-être vrai mais votre corps aime que vous preniez le temps de manger en toute sérénité.**

Je choisis de l'huile de marjolaine *(Origanum Marjorana)* pour ses propriétés nourrissantes, décongestives et digestives. Elle calme les pensées obsessionnelles, les manques insatiables d'émotions, et pousse à s'occuper de soi. Je voudrais que cet aspect de s'occuper d'elle, se développe avant de passer aux techniques manuelles. Je lui donne alors un massage ayurvedique doux, de la tête aux pieds, et lui demande de revenir une fois par semaine pour le moment.

Sa consommation d'alcool a commencé à baisser après sa seconde séance. La première l'avait détendue mais avait augmenté son besoin de tendresse. Même si elle avait suivi les règles d'hygiène comme la douche et les exercices de respiration pendant deux jours, tout était retombé. Pendant la seconde séance, elle s'est sentie plus proche de son corps ("J'ai senti qu'une partie de moi s'éveillait" avait-elle dit) et elle a commencé à y mettre plus d'importance. Elle se sent plus motivée pour s'occuper un peu d'elle-même. Le nombre de verres de vin a baissé de quatre à deux.

Sa digestion a commencé à aller mieux et, à la quatrième séance, je ne trouvais que très peu de mucosités dans son système digestif. Ses jambes paraissaient plus tonifiées avec peu de rétention de fluide.

- ◦ Vous savez ce qu'il m'est arrivé la semaine dernière ? demande-t-elle toute excitée.
- **Non, dites-moi.**
- ◦ Je suis allée me promener vers Notre Dame sur les quais après le dîner. C'était vraiment beau la nuit.

- **Vous avez donc eu assez d'énergie pour y aller alors ?**
- ◦ Cette histoire de douche est géniale. Le froid me fait vraiment du bien, comme s'il lavait la chaleur de la journée avec toutes ses négativités. Et les exercices de respiration me donnent une poussée d'énergie, je vais marcher presque tous les soirs depuis.

Cela expliquait l'amélioration de digestion et de sa circulation lymphatique. La marche après le dîner facilite la digestion et la circulation et le jet d'eau froide sur les jambes stimule le drainage lymphatique.

- **L'air frais vous aide à dormir, je pense. Comment vous sentez-vous maintenant le matin ?**
- ◦ J'ai moins de mal à démarrer.

C'était évident, par son langage du corps, de voir qu'elle avait commencé à avoir plus d'estime pour elle-même. Sa posture était plus droite, sa démarche plus pausée et élégante. Elle sortait de nouveau avec ses amis. Elle appréciait des soirées seules où elle allait au cinéma ou jouait du piano.

- ◦ Je peux vous poser une question ? dit-elle en me regardant
- **Bien sûr.**

- ◦ Les exercices de respiration me détendent beaucoup et me donnent de l'énergie. Il doit y avoir une raison. Comment marchent-ils ?
- **Les exercices de respiration travaillent sur plusieurs systèmes, tout d'abord le système respiratoire pour augmenter sa capacité de consommation d'oxygène et d'élimination de dioxyde de**

carbone. Ils travaillent également sur votre système nerveux, pour calmer les nerfs et ensuite sur votre système endocrinien pour réduire les sécrétions d'hormone de stress. Ils travaillent aussi sur votre système digestif et circulatoire.

- Comment ? demande-t-elle surprise
- Entre votre poitrine et votre ventre, il y a un muscle respiratoire, le diaphragme. Quand vous respirez en rythme, il monte et descend et en faisant cela, masse vos organes digestifs. Cela les aide à bouger plus facilement les aliments et à sécréter plus de sucs digestifs. Cela améliore l'assimilation de votre nourriture.

- C'est incroyable !
- En plus, les mêmes mouvements du diaphragme massent doucement votre cœur et vos artères, pour éliminer leur congestion, pour améliorer la distribution d'oxygène et des aliments nutritifs dans vos cellules. Ils améliorent aussi l'élimination de leurs dérivés de métabolisme. Résultat, vous avez un meilleur niveau d'énergie vitale.

- Et pourquoi je dois écouter ma respiration et les battements de mon cœur ?
- Cela déconnecte temporairement votre esprit des problèmes terrestres et vous centre sur deux organes vitaux : vos poumons et votre cœur. Cela pousse l'organisme à envoyer plus d'énergie vitale vers ses organes et leur donne une chance de récupérer de la fatigue et les fortifie.

- Cela aide vraiment à oublier tout autour de moi pendant un moment, une vraie détente !
- En fait, vous pouvez aller plus loin dans l'exercice. Une fois que vous êtes confortablement allongée, commencez par les orteils, ressentez-les mentalement pendant quelques secondes et ensuite détendez-les. Ensuite, montez vers le muscle du mollet mentalement, ressentez-les et relâchez. De cette manière, vous pouvez monter jusqu'à la tête, en ressentant chaque partie de votre corps, pendant quelques secondes et relâcher. En yoga, cela

s'appelle *Shavasana*, la posture du mort. En Inde, surtout dans les hôpitaux de yoga, cet exercice est aussi utilisé pour gérer l'hypertension artérielle.

◦ Comment ?

• Dans certains cas, l'hypertension est causée par un déséquilibre hormonal. Par exemple, une personne trop ambitieuse, qui souffre de stress chronique et de frustration d'échecs, peut avoir trop d'hormones vasoconstrictrices dans le sang. Cela donne une forte tension et une oppression dans la poitrine.

◦ Les exercices de respiration rétablissent les nerfs et réduisent ces hormones, je suppose.

• Oui. Mais en cas d'hypertension artérielle, il faut consulter un médecin car cela peut être dangereux pour le cerveau et les organes vitaux. Le yoga est à titre préventif et c'est une technique complémentaire.

Je vérifie ses méridiens, la plupart vont déjà mieux. Il faut encore travailler sur quelques points énergétiques et j'estime qu'une séance de plus est nécessaire. Nous décidons de nous revoir pour une séance de deux heures, trois semaines après.

• J'ai pris ce sachet de cardamomes noires pour vous dans le quartier indien de Paris, je lui dis lorsqu'elle arrive dans mon cabinet.

◦ Des cardamomes noires ? Je croyais qu'elles étaient toujours vertes.

• Oui, la variété qu'on voit généralement dans les épiceries, est verte. Mais les noires ont des propriétés différentes. Par exemple, énergétiquement, la cardamome noire rafraîchit plus que la verte. Elle équilibre les trois éléments constitutionnels dans votre corps. Elle est bonne pour le cœur, le foie et la rate et, mélangée à des graines de cumin, la cardamome améliore toutes sorte de troubles de l'estomac.

◦ C'est très gentil ! Combien je vous dois ?

• Rien, voyons. Cela sera très utile pour prévenir la récurrence de certains de vos troubles. Vous devriez en prendre deux après chaque repas.

- Merci, dit-elle en touchant les graines avec affection. Elle avait un sourire plaisant de satisfaction.

- **Je voudrais que vous fassiez encore quelque chose.**

- Et c'est quoi ? demanda-t-elle en sentant les cardamomes profondément.

- **Je veux ajouter un exercice de yoga simple à votre routine quotidienne, c'est tout.**

- Avec plaisir !

- **Cela s'appelle *Paschimottasana* et c'est un excellent remède pour les gens qui souffrent de faiblesses des méridiens du foie et de la rate, et ont ainsi des troubles digestifs et des rétentions de fluide. Cela réagit aussi sur la glande surrénale, le pancréas et les reins et renforce les muscles de la région lombaire et de l'abdomen, je lui dis en lui montrant la posture.**

- Cela n'a pas l'air facile. Je ne suis certainement pas aussi souple. C'est d'ailleurs pour ça que je ne prends pas de cours de yoga, c'est plein de gens qui plient leur corps dans tous les sens.

- **Ce n'est pas l'esprit du yoga. Dans le yoga, votre point de référence est vous-même, c'est-à-dire que vous faites les exercices de votre mieux, suivant vos capacités, sans vouloir atteindre la perfection immédiatement. Les bienfaits sont progressifs et si vous êtes patiente, vous pourrez voir les bienfaits pratiques très rapidement.**

- Je vois comment cet exercice peut aider les muscles de mon dos et de mon ventre. Mais comment peut-il agir sur le foie et la rate ?

- **Dans cette posture, le corps renferme temporairement le sang dans la partie supérieure du ventre et tous les organes de cette zone peuvent ainsi extraire plus de nutriments du sang et déverser plus de toxines que d'habitude, cela les fortifie. Cela libère aussi le plexus solaire, un des centres nerveux les plus importants.**

- Pourquoi on ne nous dit pas tout ça dans les cours de Yoga ? demande-t-elle confuse.

- Cela dépend de l'orientation du cours. Si vous allez dans un centre de yoga thérapeutique, en Inde, un centre qui traite vraiment les pathologies, vous allez voir, qu'après une évaluation complète, ils ne vous recommanderont que trois ou quatre exercices quotidiens pendant quinze minutes au total. C'est compatible avec l'emploi du temps d'une personne active. Vous n'avez besoin que de quelques exercices adaptés à votre déséquilibre mais vous devez les faire tous les jours.

- Je les ferai.

Nous continuons notre séance. Tout d'abord, je lui fais un massage ayurvedique relaxant entier et travaille ensuite sur les méridiens du foie, de la rate et du péricarde. Les quatre *marmas* (points de pression dans la tradition hindoue) sur lesquels je travaille le *Kurpara* (à l'intérieur du coude), l'*Ani* (au dessus et sur le côté de la rotule et à l'intérieur du bras, juste au-dessus du coude), l'*Urvi* (au milieu de la cuisse et au milieu du bras supérieur) et le *Kurchashira* (sur le talon et au milieu du poignet).

****

Stéphanie a retrouvé son équilibre assez rapidement mais elle a poursuivi les séances tous les quinze jours pendant trois mois. Son petit ami a trouvé une autre femme riche et cela a été un mal pour un bien car ainsi, elle a pu se débarrasser de son sentiment de responsabilité. À l'heure où j'écris ce cas, elle est toujours célibataire mais partage mieux son temps entre son travail et ses loisirs. Récemment, j'ai réduit ses visites à une fois toutes les six semaines.

Déficience d'énergie dans les méridiens du cœur et du péricarde :

palpitations, étourdissements, sursautements brusques, fatigue chronique, sommeil perturbé et chargé de rêves, sentiment d'être perdu.

Katerina, une cadre allemande de 37 ans, travaille pour une compagnie internationale de publicité à Paris, est venue me voir sur les recommandations d'une ancienne collègue de Londres. Elle souffre récemment de nombreuses palpitations et d'étourdissements. Elle suspectait des troubles cardiaques, malgré son jeune âge, elle n'avait pas écarté cette possibilité à cause de son style de vie intense et irrégulier et de ses antécédents familiaux d'hypertension et d'infarctus. Cependant une visite chez le cardiologue n'a rien révélé de grave. Sa tension artérielle était légèrement basse et son état cardiaque était complètement normal. Cela n'a pas surpris le médecin car elle avait réussi à maintenir une bonne hygiène de vie grâce à l'aérobic, malgré son style de vie et elle ne fumait ni ne buvait. Le médecin lui avait recommandé de faire de la relaxation par une technique complémentaire comme le yoga ou les massages, et c'est ainsi qu'elle est venue dans mon cabinet.

Elle vient d'être mutée à Paris depuis 8 mois et commence juste le français. La plupart de ses amis sont à Londres ou Munich et le week-end, elle prend l'avion vers l'une de ces villes. Comme les autres cadres français qui viennent de province, et qui ne connaissent personne à Paris, ce n'était pas facile de rencontrer des gens. Elle a même essayé un club de célibataires mais comme elle ne parlait pas suffisamment le Français, elle a trouvé extrêmement difficile d'en faire partie. Dans les soirées, elle se retrouve toute seule avec d'autres femmes étrangères se plaignant de la France. Elle se sentait vraiment privé de son "chez elle".

Sa complexion est incroyablement pale et elle se plaint de fatigue chronique et de respiration poussive, ce qui n'est pas habituel pour une personne sportive comme elle. Elle n'a pas de difficultés à s'endormir et ressent le besoin d'aller se coucher plus tôt qu'avant. Mais son sommeil est perturbé et plein de rêves, ce qui ne lui donne pas l'impression de récupérer. Elle sent que ses nerfs sont plutôt fragiles. Elle a tendance à être anxieuse et sursaute facilement. Sa concentration et sa mémoire ne sont pas au mieux et elle se sent incapable de faire face à ses responsabilités habituelles et régulières. Elle a souvent d'importants maux de tête, surtout en fin de matinée.

Son pouls est faible et sa langue grise et pale. Ses yeux sont sans éclat et son visage est dépourvu d'expression, ce qui est surprenant pour une personne dynamique de sa nature.

Les indicateurs des méridiens circulatoires (cœur et péricarde) sont vides et son centre d'énergie sur le sternum *(Anahata chakra)* est plus froid que les autres. Cela se produit lorsqu'il n'y a pas assez d'énergie dans les méridiens du cœur et du péricarde. Des palpitations, des chutes de tension (le cœur contrôle les vaisseaux sanguins, la pression circulatoire et le pouls) peuvent apparaître et, puisque le cœur se manifeste dans la complexion, cela explique sa pâleur.

Le cœur "abrite" l'esprit. Selon les principes énergétiques orientaux, une déficience du méridien du cœur perturbe le sommeil, le surcharge de rêves et provoque un manque d'enthousiasme et une nervosité mentale.

En travaillant sur ses méridiens circulatoires, je remarque que certains de ses vaisseaux sanguins manquent de tonus énergétique. Une bonne partie est génétique, mais pourtant, il y a quelque chose qu'elle peut faire.

- **Aimez-vous l'ail ?**
- Pas trop, dit-elle avec un regard de léger dégoût sur son visage.

- **Dans la tradition énergétique hindoue, l'ail est utilisé pour les déficiences circulatoires. Il augmente le sang, tonifie les vaisseaux et régularise la pression du sang.**

- Mais cela sent mauvais !
- **Maintenant, on trouve de l'ail en gélules, qui sont totalement inodores. Vous pouvez aussi mâcher quelques graines de cumin et de coriandre après avoir pris de l'ail. Cela détruit l'odeur.**

Son *Indravasti marma*, situé au centre du mollet et au milieu de l'avant-bras, stagne, ce qui indique des troubles du méridien du métabolisme d'eau.

Je choisis l'huile de romarin *(Rosemarinus Officinalis)*, principalement pour ses effets sur la déficience énergétique cardiaque, sur les palpitations et sur les tensions artérielles basses. Psychologiquement, cette huile fait renaître l'enthousiasme et la confiance en soi. C'est un excellent remède pour l'apathie de ceux qui pensent avoir perdu leur place dans le monde.

J'utilise des techniques ayurvediques revigorantes du corps entier, et lui donne rendez-vous deux semaines après.

Étant donné qu'elle est en bonne santé et qu'elle souffre d'un trouble énergétique mineur, j'essaie de la pousser vers l'autonomie le plus vite possible. J'espérais qu'elle allait utiliser les gélules d'ail régulièrement et c'est ce qu'elle a fait. Je décide alors de consacrer une bonne partie de la séance suivante à trois exercices de yoga.

Le premier exercice est le *bhujangasana* (la posture du serpent) qui renforce particulièrement le cœur. De plus, cela envoie beaucoup de sang dans la colonne dorsale pour la fortifier.

Le second exercice est le *salavasana* (la posture du papillon), c'est un complément du premier. Il améliore la fonction du diaphragme. Même si c'est un muscle respiratoire, le diaphragme a une forte influence sur la circulation et la digestion. Un diaphragme étroit met beaucoup de pression sur le cœur et restreint la mobilité des organes digestifs. Cet exercice est aussi bon pour les maux de tête menstruels.

Le troisième exercice, est le *bhramana-pranayama* (exercices de respiration en marchant). Cela renforce les poumons et le cœur et favorise la production de sang. Je lui suggère de le faire trois fois par jours après les repas, 5 à 10 minutes à chaque fois.

Pour les autres exercices, une fréquence d'une fois par jour, est suffisante. Elle revient un mois après pour la séance suivante.

Elle s'est accrochée à ce simple programme, très méticuleusement, et lors de sa visite suivante, elle n'avait presque plus de troubles énergétiques. Je modifie certains des exercices en prévention et lui fais un massage ayurvedique relaxant.

****

Katerina a toujours été intéressée par la cuisine et aime connaître les valeurs thérapeutiques des aliments. Je lui conseille de suivre un cours de nutrition par correspondance dans son propre pays et après une année de cours préliminaires, elle commence le programme officiel par correspondance. La plupart de ses stages sont à Paris. Elle les fait tous dans des établissements français, ce qui la force à parler Français rapidement. Durant l'un de ses stages, elle rencontre un charmant cuisinier. Cela a changé son attitude vers les Français ; elle est beaucoup plus heureuse maintenant en France et se sent plus proche des Français. Je la vois maintenant une fois tous les trois mois. Elle s'est aussi rendue dans un des hôpitaux ayurvédiques en Inde l'année dernière, pour apprendre la cuisine ayurvédique.

Feu dans l'estomac :

brûlures dans le haut de l'abdomen, fringales, soif de froid, mauvaise haleine, constipation, maux de tête, insécurité obsessive

Louise souffre de douleurs et de sensation de brûlure en haut du ventre depuis plusieurs semaines lorsqu'elle vient me voir. À 20 ans, elle va terminer son cursus de droit à Paris et a trouvé un stage dans un cabinet d'avocat. À sa surprise, on lui a donné, dès son premier jour, d'importantes recherches à faire. Elle n'a que 15 minutes pour déjeuner, et elle passe la plupart du temps dans la bibliothèque au sous-sol. Elle finit son travail rarement avant 21 heures. Au bout de deux semaines de stage, elle a commencé à avoir des reflux acides et une éruption cutanée rouge sur son cou et ses épaules. Sa mère est une de mes clientes depuis deux ans et pense que c'est dû au stress de son nouveau travail. Elle a pris un rendez-vous pour sa fille un samedi après-midi.

Je remarque sa forte haleine acide dès que j'ouvre la porte. Ses pas sont en quelque sorte désorientés quand elle s'assied pour remplir le questionnaire. Lorsqu'elle se déshabille et s'allonge sur la table, je sens une légère odeur caustique et astringente de transpiration.

Ses gencives sont enflées et saignent et sa langue est rouge au centre avec une couche jaune épaisse. Son pouls est fort et irrégulier et ses yeux sont rouges. Des plaques rouges sont visibles sur son cou, son épaule gauche (zone réflexe énergétique de l'estomac) et sur la région du plexus solaire. L'énergie de son ventre est congestionnée, ses muscles abdominaux distendus et son gros intestin plein.

Ses principales remarques sont les suivantes : elle a faim tout le temps malgré ses douleurs et sensations de brûlures d'estomac. Depuis le début de son stage, elle déjeune des sandwiches, des chips etc. et même si elle sait que ce n'est pas bon pour la santé, elle ne peut s'en empêcher.

Elle boit beaucoup de boissons au cola et d'eau gazeuse, froide, car cela calme ses brûlures d'estomac temporairement. Elle a mal au cœur et a des nausées environ une heure après les repas. Elle va aux toilettes tous les trois jours, alors que son rythme normal est tous les deux jours.

Elle se plaint d'importants maux de tête, qui commencent surtout devant la tête, à midi, et ils diminuent ensuite vers le soir. Son sommeil est très perturbé et elle n'arrête pas de se sentir inquiète et agitée même une fois rentrée chez elle. Elle ne pense qu'à ses projets et à son petit ami, même une simple décision mentale devient rapidement une obsession. Elle se sent "congestionnée" partout, dans son corps et dans son esprit, et elle a l'impression d'avoir pris dix ans depuis le début de ce travail.

Ses symptômes correspondent à un déséquilibre énergétique causé par un excès de l'élément *feu* et de mucosités dans le ventre. En dehors de ses fonctions physiologiques de décomposition et d'affinage des aliments, l'estomac est le premier organe du ventre à réagir aux réceptions soudaines d'informations et de pression mentale. C'est pourquoi, nous avons l'impression d'avoir reçu un coup à l'estomac lorsque nous recevons des nouvelles inattendues ou une surcharge de travail. Comme décrit dans la première partie, les organes viscéraux ont des doubles fonctions selon les principes énergétiques orientaux. D'un point de vue émotionnel, l'estomac prépare l'information qui est ensuite raffinée par la rate (qui abrite les pensées) et enfin triée par l'intestin grêle (qui abrite la capacité analytique).

La surcharge de travail inattendue et soudaine de Louise a mis une énorme pression sur son estomac, et a drainé son énergie vitale, ce qui explique sa faim constante et le fait qu'elle mange trop. Cependant, la stagnation d'énergie dans le même organe a empêché le traitement des aliments et a créé des mucosités, qu'on voit par ses sensations de congestions et la couche jaune sur la langue. Dans des conditions normales, l'estomac descend l'énergie vitale, mais puisque ses méridiens sont bloqués, l'énergie remonte et provoque des reflux acides, des renvois etc. Sur un plan psychologique, l'énergie provoque des inquiétudes et des obsessions. L'énergie stagnante du méridien de l'estomac commence à affecter rapidement le foie, ce qui perturbe son système biliaire et donne des bouffées de chaleur dans le corps, cela explique aussi sa mauvaise haleine, ses problèmes de sommeil et ses manifestations cutanées.

Ses symptômes énergétiques, bien qu'en excès, relèvent plus d'un état ponctuel que d'un état chronique. Cependant, ils commencent à affecter d'autres systèmes et elle doit encore travailler pendant un mois et demi avant de terminer son stage.

Le citron *(Citrus Limonum)* est une huile essentielle appropriée dans ce cas. Elle est fraîche et sèche de nature, elle est très efficace pour éliminer la chaleur, l'humidité et les mucosités, une des meilleures huiles pour décongestionner. Psychologiquement, elle disperse la confusion, rafraîchit l'esprit et remonte le moral, dans ce déséquilibre.

Pendant notre première séance, j'utilise une technique ayurvedique de détente du ventre pendant 45 minutes, principalement sur les zones réflexes énergétiques de l'estomac et de l'intestin grêle, pour détendre les spasmes dans son ventre. Je travaille alors sur ses méridiens de la rate, de l'estomac, du foie et du pancréas et finis par un massage drainant du méridien du côlon. Les fluides, maintenant, drainés de son ventre, font baisser le volume de celui-ci d'environ la moitié et elle peut maintenant resserrer sa ceinture de deux trous.

- Vous devriez mélanger de l'essence de menthe poivrée (*Mentha Piperita*), une goutte seulement, à un litre d'eau et boire cette eau tout au long de la journée. Mais il faut absolument respecter la dilution car, en excès, cela risque d'être agressif pour votre paroi intestinale.

- ◦ J'aime la menthe pour son odeur rafraîchissante mais je ne savais pas qu'elle avait des propriétés bénéfiques.
- • Elle enlève la congestion créée par des mucosités et de la chaleur dans l'estomac et soulage donc les brûlures. Elle a aussi des propriétés antibactériennes et peut être utile en cas d'empoisonnements alimentaires bénins. Elle soulage la fatigue mentale et améliore la concentration.

- ◦ C'est tout ?
- • Si vous le pouvez, déjeuner dehors et prenez 15 minutes pour marcher après manger à l'air frais. Cela facilite la digestion. Nous avons besoin d'oxygène pour brûler les aliments dans nos cellules. Il y a suffisamment d'oxygène à Paris pour ça. Mais ce ne serait pas une mauvaise idée que d'aller dans les bois aux alentours de Paris le week-end avec votre petit ami, j'ajoute lorsqu'elle s'approche de la porte.

Les deux séances suivantes sont presque identiques. En plus du massage ayurvedique relaxant complet, je mets l'accent sur les zones réflexes énergétiques du ventre. Son système digestif allait mieux, elle avait moins de brûlures et de congestion dans le ventre.

À la troisième séance, j'augmente mon travail. De nombreux points de ces méridiens sont bloqués et ont besoin d'être dispersés et fortifiés.

Le lendemain, elle appelle pour me rapporter des sensations de gêne dans le ventre, particulièrement sous forme de nausée, d'acidité et de hoquet. Je lui explique que c'est normal les deux premiers jours qui suivent le travail sur les méridiens, et que cela ira mieux à partir du troisième jour.

- ◦ Mon sommeil s'est beaucoup amélioré depuis notre dernière séance et je n'ai plus ces envies de manger, dit-elle en enlevant ses chaussures pour sa dernière séance.

- **Je suis content d'entendre cela. Est-ce que vous continuez vos promenades après le déjeuner et le week-end ?**
- Oui. Je me sens moins fatiguée et moins apathique aussi.

- **Je vais vous donner un conseil d'hygiène important pour la santé de votre système digestif. Ne remplissez que la moitié de votre estomac par des aliments solides, un quart par des liquides et laissez le reste vide pour la circulation des gaz. Cela facilitera la digestion.**

- Ah bon, mais, je vais avoir faim !
- **La taille de votre estomac détermine votre faim. Si vous dépassez la capacité de votre estomac, il devient de plus en plus grand et vous avez de plus en plus faim. En devenant plus grand, il descend dans le ventre et appuie plus sur les autres organes, empêchant alors leur bon fonctionnement.**

- Est-ce qu'il y a des exercices de yoga pour améliorer la digestion ?
- **Oui, plusieurs. On va commencer par le** *vajrasana,* **qui est très utile pour réduire les troubles digestifs comme les vôtres. Il est très simple et vous devriez le faire deux fois par jour en mesure préventive.**

Je lui fais la démonstration sur le tapis.

Cette fois, je renforce le travail sur les méridiens et le *nabhi marma* (point de pression près du nombril).

****

Louise a complètement récupéré de son déséquilibre énergétique avant de retourner à sa fac de droit. Elle revient me voir à chaque fois qu'elle en a besoin maintenant.

Dépression de type *air* :

pessimisme, soupirs, voix faible, chute de l'immunité, transpiration spontanée pendant la journée.

Julie, une femme d'affaire de 33 ans de Bordeaux et mère seule, est en traitement pour une dépression chronique avec son psychiatre. Elle a lu un article sur mes techniques dans un magazine féminin. Elle en parle à son psychiatre avec appréhension et à sa surprise, elle découvre que son psychiatre est allé dans un Hôpital ayurvédique au Kerala (au Sud de l'Inde) et est très satisfait de cette expérience. Il m'avait laissé un message sur mon répondeur, me demandant de le rappeler concernant la situation de Julie.

Même si plusieurs médecins avaient conseillé à leurs patients de venir me voir pour des techniques manuelles ayurvediques, c'était la première fois qu'un professionnel de la santé me contactait directement pour un patient. Quand je l'ai rappelé, il m'a demandé si les techniques d'ayurveda étaient appropriées pour elle. Elle devait m'appeler pour me donner plus de détails, qu'il ne pouvait pas me confier, et pour prendre un premier rendez-vous. Je l'ai trouvé extrêmement ouvert et nous avons décidé de travailler ensemble sur ce cas pour la sortir de là.

Elle m'a appelé le lendemain. Son mariage avait duré sept ans mais il avait commencé à se dégrader rapidement, suite à une relation qu'elle avait eue avec un de ses collègues. Son mari, un homme poli et responsable était trop docile pour elle, et elle l'avait choisi pour construire une famille, même s'il ne correspondait pas vraiment à son type. Ils ont eu deux enfants et elle était relativement heureuse jusqu'à ce que ses instincts de base soient ravivés par un collègue séducteur. Elle avait perdu la passion physique avec son mari mais avait des sentiments conflictuels entre les deux hommes. Elle avait finalement confié sa relation à son mari. Son mari n'avait pas réagi brutalement car il avait déjà senti quelque chose mais a décidé d'accepter un nouveau poste de travail à Montpellier et de partager ses responsabilités émotionnelles et financières pour ses enfants.

Sur cette séparation plutôt douce, elle était contente et prête à commencer une nouvelle vie avec son nouvel amant. Mais très vite, elle s'est rendue compte qu'elle n'était pas la seule femme dans sa vie. En fait, il lui avait dit directement qu'il la préférait quand elle était mariée, et qu'il n'était pas prêt à commencer une vie de couple avec elle. Cela l'a complètement anéantie car elle avait perdu sa famille pour rien, et elle a sombré dans une dépression. De plus, elle a ressenti un profond sentiment de culpabilité en observant la souffrance de ses enfants. Son ex-mari, même s'il était toujours seul, a préféré continuer sa vie de cette manière et n'a pas voulu revenir. Sa famille et ses amis lui ont apporté suffisamment de support, et les médicaments la soulageaient temporairement. Mais elle avait perdu son enthousiasme pour la vie (sa voix faible au téléphone me confirmait son pessimisme). Nous convenons qu'elle viendrait dans mon cabinet lors de son prochain voyage à Paris.

Alors qu'elle remplit le questionnaire dans la salle d'attente, je remarque qu'elle soupire souvent. Son visage est très pale et elle porte un pull très épais pour la mi-octobre. Je remarque une certaine léthargie dans sa démarche, alors qu'elle se dirige vers les toilettes et qu'elle s'allonge sur la table de soin, avec une attitude de renonciation. En dehors de son pessimisme, elle se sent déconnectée de la réalité autour d'elle.

Son premier pouls radial est vide, sa langue pale et enflée. Les zones de sa langue correspondant aux poumons sont sèches et craquelées. Les centres d'énergie du cœur et de la gorge sont faibles et les points de pression des poumons indiquent une faiblesse de leurs méridiens.

Les choses se sont empirées ces trois derniers mois. Les médicaments ont dû être administrés à plus fortes doses et la fatiguent plus rapidement. Même le moindre effort lui coupe le souffle et parfois la nuit, elle a des troubles de la respiration comme une personne asthmatique. Elle a envie de dormir toute la journée et ne veut rencontrer personne.

Son immunité s'était beaucoup affaiblie, elle a eu 3 grosses grippes récemment et son infection n'est pas complètement partie. La fatigue post-virale semble être présente dans son corps et l'anéantit physiquement et psychologiquement à la moindre vulnérabilité. Elle se sent toujours mélancolique et pessimiste, et n'a même pas envie de faire quoi que ce soit avec ses enfants.

Elle a des poussées de transpiration soudaines la journée, accompagnée d'une toux légère. Sa voix est constamment rauque alors qu'elle ne fume pas. Les mouvements de ses intestins sont irréguliers et elle a souvent l'impression d'avoir le bas du ventre ballonné. Elle a les extrémités froides et ressent des frissons dans son corps entier.

Les symptômes de son déséquilibre énergétique se manifestent par la faiblesse de son *pranavaha srota* (canal énergétique respiratoire en ayurveda). Son organe principal, les poumons, est une source de vitalité et d'optimisme, mais lorsqu'il est touché par une peine profonde, il affaiblit le système immunitaire et rend la personne susceptible aux infections respiratoires répétées, à une fatigue post-virale et à un manque d'enthousiasme. Les poumons descendent l'énergie vitale vers leur organe complémentaire, le gros intestin ; une rupture de ce processus, provoquée par la faiblesse des poumons, peut donner des problèmes au niveau de la flore intestinale du gros intestin.

En plus de distribuer l'énergie vitale vers la périphérie du corps, les poumons distribuent aussi les fluides de l'organisme dans l'*espace* entre la peau et les muscles, fournissant ainsi l'hydratation et la nutrition adéquate. Ils contrôlent également l'ouverture et la fermeture des pores sur la surface de la peau. Si son fonctionnement est interrompu, la peau a tendance à devenir sèche et on transpire beaucoup la journée.

Le manque d'énergie dans le centre de la gorge (*visuddha chakra* dans l'Ayurveda) est directement lié à la faiblesse respiratoire. Ce centre extrait l'énergie de l'oxygène de l'environnement et, la descend vers le nombril, où elle se mélange à l'énergie nutritive et sexuelle pour créer le *prana* (énergie vitale). Un mauvais fonctionnement de ce centre a un impact direct sur le niveau d'énergie vitale dans le corps et dans le métabolisme cellulaire.

La faiblesse du centre d'énergie du sternum (*anahata chakra* dans l'Ayurveda) est dû à sa déception amoureuse. Ce centre est relié au cœur et au péricarde et la fonction émotionnelle de ces deux organes est de gérer les relations avec nous-même et avec les autres. Toute déception émotionnelle réduit l'énergie de ce centre et affaiblit les méridiens du cœur et du péricarde.

Julie venait à Paris à peine une fois par mois et ce n'était pas suffisant pour la traiter efficacement. J'avais besoin de six à huit séances pour obtenir une amélioration raisonnable dans son cas. Elle ne pouvait pas se permettre de venir à Paris pendant huit semaines et même s'il est préférable de ne pas avoir plus d'une séance par semaine, nous décidons de nous voir deux fois par semaine, sur une période de trois semaines.

Le mélange d'huiles que je choisis pour elle est la ravensara et le tea tree (*Mellaluca Alternifolia*), les deux ont des propriétés antivirales et sont des remèdes orientaux ancestraux pour le syndrome des **dépressions de type *air***.

Puisqu'elle ne travaille pas en ce moment, je peux commencer à travailler de suite sur les méridiens respiratoires. La plupart des points sur ces méridiens ont besoin d'être tonifiés comme prévu. Je choisis aussi quelques exercices de yoga pour fortifier ses systèmes respiratoires et circulatoires : *salavasana, bhujangasana, uddiana, bhramana-pranayama, pavanamuktasana* et *matsyasana*. Ils libèrent aussi l'énergie stagnante du côlon et renforcent les fonctions des glandes de la thyroïde et de la parathyroïde.

Elle avait pris l'habitude depuis sa séparation de fumer en enchaînant cigarette sur cigarette, et fume deux paquets par jour en moyenne. Je devais trouver une solution pour l'en sortir doucement. Je ne voulais surtout pas qu'elle arrête brusquement, même si elle voulait tout stopper immédiatement, car il y avait un risque d'aggravation de sa dépression.

- ◦ Quel est le risque ? Je l'ai déjà fait, dit-elle avec fierté.
- • **Mais vous avez repris n'est-ce pas ?**
- ◦ Oui, c'est vrai, dit-elle en se sentant coupable.

- • **C'est normal car lorsque vous coupez quelque chose brusquement, vous vous forcez à la prohibition. La tentation demeure et vous rattrape dans vos moments de faiblesse. L'autre solution serait de développer une attitude d'indifférence vers les éléments qui provoque une addiction.**

- ◦ C'est trop théorique pour moi.
- • **Non, pas du tout. Il y a des manières pratiques de le faire mais cela prend légèrement plus longtemps. Ce qui nous pousse vers des accoutumances, c'est notre peur de ne pas être capable de gérer une situation de stress par nous-même. Elles détendent temporairement notre système nerveux et nous procurent un soulagement mais, à long terme, cela nous rend dépendant pour nous sortir du stress.**

- ◦ Quelles sont les méthodes pratiques alors ?
- • **C'est le stress qui vous donne envie de fumer. Donc nous avons besoin de trouver un moyen de réduire le stress rapidement. Un des moyens de le faire, est par les exercices de respiration de yoga.**

- ◦ Si je suis stressée au travail, comment voulez-vous que je m'allonge pour faire des exercices de respiration de yoga ? demande-t-elle sceptique sur la faisabilité.

- Vous n'avez pas besoin de toujours vous allonger pour faire ces exercices. Vous pouvez les faire assis ou en conduisant et personne n'en saura rien. Votre rythme de respiration augmente lorsque vous êtes stressée, ce qui fait que votre corps sécrète plus d'hormones du stress et cela peut vous pousser vers des éléments de dépendance près de vous, pour vous soulager. Cependant, si vous réussissez à avoir le réflexe de ne pas laisser votre respiration être affectée par le stress, vous n'aurez plus besoin de ces dépendances. Mais pour bâtir ce réflexe, cela prend du temps car cela suppose d'arrêter une vieille habitude.

◦ Avec quelle fréquence je dois faire ces respirations ?
- Vous devriez pratiquer le matin et le soir, 10 à 15 fois chaque séance. Mais ce qui est le plus important, c'est que vous commenciez à penser à votre respiration dans les moments de stress. Commencez graduellement, pendant deux moments de stress dans la journée, faites un exercice de respiration, en position assise, avant de saisir votre paquet de cigarettes. Très certainement, vous n'aurez pas besoin de cigarette à ces deux occasions pour retrouver votre équilibre, et cela rétablira doucement votre confiance en votre capacité de gérer les situations difficiles sans vos cigarettes.

◦ Et pourquoi seulement pour deux occasions alors que j'ai de nombreux moments de stress pendant la journée ?
- Nous avons besoin d'être réalistes. Dans une certaine mesure, votre organisme dépend maintenant de la cigarette pour gérer le stress et nous devons réduire cette dépendance progressivement sans causer d'effets secondaires. Si vous essayez de gérer tous les moments de stress sans cigarette au début, vous allez certainement échouer. Deux situations de stress par jour, c'est un bon nombre pour commencer, et une fois que vous êtes habituée à les gérer sans cigarette, vous augmenterez le nombre de situations progressivement. De cette manière, vous construirez une attitude d'indifférence vers les cigarettes, lorsque vous réalisez qu'elles ne sont pas nécessaires pour gérer votre stress. De plus, la perception du stress diminue avec les exercices de respiration, ainsi que le nombre de fois où vous vous sentirez stressée. Donnez-vous au moins trois mois avant de tout arrêter.

Au bout de la deuxième semaine, les points de ses méridiens respiratoires s'étaient fortement améliorés. Elle était moins pessimiste et elle avait moins de difficultés à respirer. Elle se levait plus tôt régulièrement (je lui avais demandé cela car les exercices de respiration sont plus efficaces le matin, à l'air frais) et elle pratiquait les exercices de yoga. Elle se sentait moins fatiguée (car elle ne travaillait pas) et elle avait plus d'énergie. Je lui avais demandé de ne pas rester dans son appartement et d'en profiter pour visiter Paris comme un “étranger”. Elle me dit que c'est amusant.

Je lui suggère de prendre des infusions de thym *(Thymus vulgaris)* deux fois par jour.

◦ J'aime bien le thym sur l'agneau, dit-elle l'eau à la bouche.
• **Ce n'est pas interdit. Mais pour les troubles énergétiques, vous pouvez acheter 100 grammes de thym séché dans une herboristerie. Et ensuite laisser infuser 3 à 4 cuillers de thym dans un litre d'eau chaude pendant 15 minutes et buvez l'infusion en deux fois pendant la journée.**

◦ Qu'est-ce que cela fait ?
• **C'est un tonifiant puissant pour les poumons, le cœur, les reins et le système nerveux. Cela stimule l'Immunité, supprime le découragement et inspire l'action.**
◦ J'en ai besoin.

Étant donné qu'elle est moins nerveuse et dort mieux, son psychiatre a réduit les doses de tranquillisants. Nous nous appelons une fois par semaine et il est très content de constater ses progrès.

À la fin de la troisième semaine, son état s'est nettement amélioré, en termes d'intensité et de fréquence de ses changements d'humeur. C'était aussi dû au fait qu'elle était loin des facteurs de stress. Il faut voir comment elle réagira à son retour chez elle. Nous fixons un rendez-vous le mois suivant et je lui rappelle de me donner de ses nouvelles une fois par semaine au téléphone.

****

Cela a pris quatre autres mois avant qu'elle ne sorte complètement de sa dépression. Son psychiatre avait nettement réduit les doses de tranquillisants à son retour et même si elle a eu quelques moments difficiles, elle les a bien gérés toute seule, avec quelques aides mineures de ma part, au téléphone. Elle essaie de venir me voir une fois tous les deux ou trois mois maintenant.

Déficience énergétique du foie :

menstruation irrégulière, crampes, assimilation lente, fatigue, étourdissements, points noirs dans la vision, timidité, manque d'initiative, hésitation.

Karine travaille en tant qu'assistante de direction pour l'un des bureaux de l'Union européenne, à Bruxelles. À 27 ans, cette jeune femme de Lille étudie à mi-temps la psychologie clinique pour travailler avec les enfants plus tard. Son père a déjà son cabinet à Paris et elle peut le rejoindre lorsqu'elle sera diplômée. Pausée et respectueuse, elle monte les escaliers délicatement. Alors qu'elle entre dans mon cabinet, on peut facilement voir qu'elle est une personne d'habitude. Elle vient pour un problème récurrent de spasmes et de crampes, car elle se sent "congestionnée" tout le temps.

Son second pouls radial est faible et agité et sa langue est pale, grise et sèche. Les points indicateurs du foie semblent déficients tout comme ceux des reins et de la rate. Sa peau est sèche et pale, ses ongles se cassent. Ses yeux sont secs et cendreux.

Elle se plaint d'une fatigue et d'étourdissements, avec des points noirs qui flottent sur sa vision. Elle dit être quelqu'un qui contrôle les situations, qui a de l'autorité et sait prendre des décisions. Mais récemment elle manque de courage et d'initiative pour planifier les choses, prendre des décisions et elle hait ce sentiment de timidité en elle. Elle se sent submergée par ses responsabilités, au travail et pour ses études.

Elle prend ses repas à des heures régulières mais récemment son organisme n'assimile pas correctement et elle manque de nutrition et d'énergie. Son système digestif ne fonctionne pas correctement non plus car elle a des problèmes occasionnels de constipation. L'autre préoccupation principale de Karine est le rythme de ses règles qui a changé dernièrement. Elle avait des règles régulières mais depuis cinq mois, ses règles ne viennent plus que tous les deux mois. Elle n'a pas de douleurs excessives mais elle saigne plus que d'habitude et elle a parfois même des saignements entre ses règles.

Suivant les principes énergétiques orientaux, le foie influence le fonctionnement du système gynécologique féminin, en plus de son rôle habituel de digestion de la graisse et d'élimination du cholestérol. Il contrôle aussi les tendons, les ligaments, les muscles et régule la quantité de sang suivant le niveau d'activité physique.

Lorsque le sang du foie est déficient, il peut, tout d'abord, causer des absences de règles ou s'il y a de la chaleur dans le sang, il peut donner des douleurs poignantes dans le ventre, des saignements excessifs, des saignements entre les règles et parfois du sang caillé foncé dans les saignements menstruels. Ce déséquilibre rend les tendons rigides et dans les cas extrêmes des tremblements dans les extrémités. Puisque le sang du foie alimente les yeux, une déficience du sang du foie peut rendre des yeux secs et cendreux ou donner des troubles de la vision.

Il n'y a pas de cause émotionnelle apparente qui a pu provoquer ce déséquilibre, comme une colère refoulée, ou du moins elle ne me la communique pas. Je ne veux pas trop la pousser et travaille sur les méridiens déficients.

Je choisis l'huile de sauge espagnole *(Salvia Lavandulafolia)* et de pamplemousse *(Citrus Paradisi)*. La sauge régularise les cycles menstruels et le pamplemousse élimine toute stagnation potentielle dans les méridiens biliaires.

L'énergie des muscles de ses extrémités est congestionnée ainsi que celles de ses mâchoires. Cette sorte de tension signifie qu'elle a des difficultés à s'exprimer. Même en les relâchant, il est possible qu'ils se tendent à nouveau. Je travaillerai sur ce problème plus tard, la priorité est de traiter la déficience du foie.

- **Est-ce que vous pourriez prendre des graines de cardamomes, avec des graines de coriandre légèrement grillées et les mélanger avec un yaourt nature après le repas ? je lui demande.**

- Pour quoi faire ?
- **Elles ont plusieurs bienfaits mais dans votre cas, vous devez renforcer le sang de votre foie.**

- Qu'est-ce qui ne va pas dans mon foie ?
- **Je ne dis pas qu'il y a quelque chose qui ne va pas dans votre foie, dans le sens occidental d'une pathologie. Selon les principes énergétiques orientaux, nous croyons que le sang du foie influence le système gynécologique.**

- C'est étrange, j'aurai pensé que ce sont les reins les plus logiquement liés à notre système gynécologique.
- **Vous avez tout à fait raison et je vais aussi travailler sur les méridiens des reins et de la rate. Mais il y a une cause primaire pour chaque déséquilibre énergétique et il me semble que chez vous, c'est une déficience dans le foie.**
- Pas de problème, j'en prendrai.

- **Vous devriez également envisager d'ajouter des bananes et des dates à vos repas quotidiens. Elles fournissent du potassium et du magnésium qui réduisent votre tendance aux crampes.**

La plupart des méridiens sur lesquels je travaille lui sont légèrement douloureux et je la rassure en lui disant que c'est normal lorsqu'on travaille sur des méridiens déficients. Nous décidons de nous revoir dans deux semaines.

La seconde séance est très semblable à la première, je rajoute cependant, deux exercices de yoga – *bhujangasana* et *salavasana* – car ils renforcent le système gynécologique féminin. L'énergie des muscles de ses extrémités est moins congestionnée que la dernière fois mais il reste encore beaucoup de congestions énergétiques sur son dos. Je les décongestionne par une technique ayurvedique de dispersion et renforce certains des points des méridiens du foie, de la rate et des reins. Ensuite, nous terminons la séance par un massage ayurvedique relaxant du ventre pour éliminer sa congestion énergétique.

- J'ai perdu moins de sang cette fois pendant mes règles, et elles étaient plutôt rouge vif que foncé, dit-elle lors de la séance suivante.

- **Et les points dans votre vision ?**
- Je les avais complètement oubliés.

- **Est-ce que cela veut dire que vous n'en avez pas eu ?**
- En principe, je les remarque quand ils me gênent. J'imagine donc qu'ils ne m'ont pas trop embêtée, sinon, je les aurai remarqués. Les crampes ont pratiquement disparu depuis notre première séance. Elles ne me réveillent plus la nuit.

- **Comment va votre digestion, et votre niveau d'énergie ?**
- Bien. Depuis la dernière séance, je vais aux toilettes plus régulièrement et je ne me sens plus aussi léthargique.

Le massage ayurvedique abdominal a été efficace pour éliminer la congestion, mais je dois le refaire aujourd'hui.

- Et ces épices, je les continue ? dit-elle avec répugnance.

- **Oh oui, pendant encore deux mois. Et, vous devriez continuer les exercices de yoga même après. Ils sont utiles en mesures préventives puisque nous ne savons pas ce qui a provoqué cela.**

Cette fois, en plus du travail abdominal, je lui fais un bon massage ayurvedique de tête. Cela détend ses mâchoires et elle laisse son corps aller pour la première fois.

• J'ai un petit conseil à vous donner, je lui dis avant qu'elle ne parte.

o Oui ?

• Ponctuellement, essayez de faire certaines activités qui vous donneront une légère sensation de risque, une activité en dehors de vos habitudes. Cela travaillera sur votre système endocrinien, en augmentant votre vigilance et sur vos deux centres d'énergie inférieurs, en cassant vos périodes d'inertie et de manque d'initiative. Enfin, cela vous aidera à prendre des décisions dans l'incertitude.

****

Karine vient me voir une fois tous les mois. Elle trouve que les techniques ayurvediques lui procurent le calme et la force nécessaire pour assumer son double rôle dans sa vie. Elle n'a eu que quelques règles douloureuses, mais de courte intensité et ses cycles sont réguliers.

Déficience de l'essence sexuelle :

douleurs bilatérales dans le dos, sensation de froid au niveau des reins, apathie sexuelle, manque de confiance, perte de cheveux, faiblesse des articulations, maux de tête derrière le crâne.

Cécile, une esthéticienne de 32 ans, travaille dans un spa luxueux de Paris, elle vient me voir pour ses douleurs bilatérales en bas du dos. Elle souffre de cette douleur depuis trois mois. Au début, elle avait mal au dos en fin de journée lorsqu'elle était fatiguée, mais, depuis quelques semaines, la douleur est présente toute la journée. J'ai remarqué son état général d'apathie et de manque de confiance dans sa démarche quand elle est entrée dans mon cabinet, les épaules rentrées et la tête penchée.

Il y a un an, elle sortait d'une relation qui avait duré quatre ans. Ensuite, pendant six mois, elle avait apprécié d'être seule jusqu'à ce que ses amis commencent à lui rappeler son âge ; elle avait de nombreux amis qui prétendaient le bonheur conjugal parfait et méprisaient ceux qui ne rentraient pas dans les normes. La peur s'installa et sous la pression, elle commença à sortir pour trouver l'âme sœur.

La plupart de ses relations étaient courtes et cela ne lui déplaisait pas, surtout après la monotonie et la lourdeur de sa relation précédente ; mais ses amis revenaient encore, cette fois en la critiquant pour ses aventures. Comme elle était une belle femme, elle n'avait aucun problème à se faire inviter à des soirées par ses amis qui aimaient la présenter à leurs entourages.

Sa région lombaire est frileuse, ses extrémités froides et les deux premiers centres d'énergie du coccyx et du pubis sont faibles. La zone réflexe énergétique des reins sur son dos est épaisse et collante. Son pouls est vide et sa langue grise et terne.

Ses cheveux manquent de vitalité et elle en perd beaucoup récemment. Ses genoux sont faibles et elle sent que les os de ses jambes ne peuvent plus supporter son poids. Elle fait de la rétention de fluide dans les jambes et plusieurs de ses articulations craquent. Dans ses moments de stress, elle transpire beaucoup et ses mains, ses pieds et son visage deviennent particulièrement chauds. Son urine est peu abondante et foncée. Elle a des maux de tête douloureux, surtout derrière la tête.

Sa vitalité sexuelle est faible et elle n'a aucun désir récemment. Elle l'attribue à ses récents excès avec plusieurs partenaires. Elle a perdu la plupart de ses sensations tactiles et sent que faire l'amour est devenu un évènement plutôt cérébral. Elle se sent emprisonnée par la pression de ses amis et sa liberté et les simples plaisirs de la vie lui manquent terriblement.

Au travail, elle est défensive et agressive, tout en restant passive, lorsque ses collègues essaient de se lier avec elle. Ils interprètent son manque de confiance comme de l'arrogance et la laisse toute seule. Ses clients la trouvent facilement irritable, ce qui nuit à son travail et s'ajoute à son anxiété et à son appréhension. À la maison, elle se sent dans un état léthargique et parfois se sent étourdie. Elle trouve même que le ménage quotidien est fatigant et comme son appartement est constamment sans dessus dessous, elle n'a pas envie d'y rester. Mais chez ses amis, elle ne se sent pas à l'aise non plus. Elle commence à ressentir un sentiment d'insécurité et approche une dépression.

Suivant les principes énergétiques orientaux, les excès sexuels amenuisent notre réserve d'énergie vitale. Pour atteindre l'orgasme, le corps puise dans son "essence" fondamentale et si on ne prend pas le temps nécessaire de remplir cette essence, on puise dans les réserves. Une déficience chronique de l'essence s'en suit et les conséquences se mesurent sur plusieurs niveaux.

Non seulement, l'essence détermine la structure génétique du corps, mais elle forme et alimente aussi les os, les dents, le cerveau, les nerfs et la moelle épinière. Elle garantit aussi l'immunité.

Par conséquent, ne pas respecter la capacité naturelle du corps et s'engager dans des activités sexuelles en excès peut affaiblir le squelette et le système nerveux et rendre notre corps susceptible aux maladies. Sans oublier les conséquences évidentes que cela peut avoir sur notre système de reproduction.

L'organe qui est directement relié à l'essence, est le rein. Il conserve l'essence fondamentale, gouverne les fluides du corps, facilite la descente de l'énergie vitale extraite par les poumons, maintient la santé des cheveux et donne le pouvoir de volonté. L'épuisement de l'essence affaiblit les reins, ce qui donne des frissons et des douleurs dans le bas du dos, de la rétention de fluides, un vieillissement prématuré des cheveux et un manque de motivation dans la vie.

Les centres d'énergie du coccyx et du pubis, contrôlent non seulement notre santé reproductive, mais ont aussi une forte influence sur notre sensibilité tactile, notre confiance en nous et notre dignité. Étant directement relié à notre cerveau par le *sushumna* (méridien principal le long de la moelle épinière, observé dans l'ayurveda), un manque chronique d'énergie dans ces deux centres peut provoquer une faiblesse nerveuse et un manque de concentration. La faiblesse des deux éléments associés à ces centres (*terre* et *eau*), peut faire surgir des éléments volatiles comme le *feu*, ce qui rend amer et irritable.

Je dois lui donner des conseils d'hygiène de vie pour lui faire retrouver son essence et remplir de nouveau sa réserve. Il faut donc travailler sur les méridiens des reins, *kuhu* et *shankhini nadis* (deux canaux d'énergie complémentaires dans l'ayurveda) et sur les deux centres faibles.

Je pense que la meilleure huile sera le patchouli *(Pogostemon Cablin)* – une huile calmante et doucement stimulante qui redonne instantanément le moral, dans cette situation. Riche en *terre*, elle travaille sur les deux centres d'énergie inférieurs et a une forte influence sur la santé des organes de reproduction, la sensualité et la stabilité mentale.

- **Comment va le bas de votre dos normalement après une relation physique ? je lui demande à la fin de la séance.**
- Immédiatement après, je sens un spasme cadencé. Comme si quelqu'un pressait et relâchait mes reins. Ensuite environ une heure après, la douleur s'installe.

- **Ressentez-vous une sensation d'engourdissement dans vos extrémités après un rapport ?**
- Oui, la plupart du temps. C'est étrange, je ne pensais pas que c'était lié.

- **Des méridiens sont implantés dans les extrémités. Donc, lorsque l'énergie vitale épuise les méridiens, on a ce genre de sensation.**

- Est-ce que je dois complètement arrêter les relations sexuelles alors ?
- **Non pas du tout. Vous devez écouter votre corps un peu plus. Ne le faites pas lorsque vous êtes fatiguée car cela force votre corps à puiser dans ses réserves.**

- C'est lorsque je suis fatiguée et seule que je ressens le besoin de contact physique.
- **C'est vrai qu'un bon rapport sexuel peut vous redonner votre énergie et votre esprit, mais cela ne marche pas tout le temps, à moins que vous ne connaissiez bien votre partenaire. Il y a des manières de vous redonner le moral vous-même, par des exercices de yoga qui travaillent directement sur les centres d'énergie. De cette manière, vous restez autonome de récupérer votre énergie et évitez de potentiels dommages énergétiques que pourraient vous causer des partenaires inconnus dans vos moments de vulnérabilité.**
- Cela prend du temps de connaître un partenaire et les gens de nos jours sont très instables. Parfois j'ai juste envie d'arrêter le sexe.

- **L'abstinence, si elle est imposée tout à coup et surtout avec de la frustration, peut être aussi mauvaise qu'un excès. Si vous fuyez quelque chose, vous vous sentez toujours attiré par cette chose. De plus, vous risquez de créer des blocages énergétiques qui se manifesteront d'une autre façon.**

- ∘ Qu'est-ce que je dois faire alors ?
- **Tout d'abord, je vous suggère de pratiquer cet exercice de yoga régulièrement. Cela vous remontera le moral dans vos moments de vulnérabilité et cela évitera qu'ils ne se reproduisent. N'ayez des relations sexuelles que lorsque vous sentez que votre niveau d'énergie est bon et que vous ne recherchez pas seulement de l'affection. Cela vous donnera la possibilité d'apprécier le vrai plaisir du sexe et vous resterez vigilante sur la qualité de l'énergie de votre partenaire durant la relation. C'est très important de découvrir un partenaire avec une énergie compatible à long terme.**

Je lui explique alors les bases de la *mulabandha mudra*.

- ∘ Combien de fois dois-je le faire ?
- **Faites-le deux fois par jour, matin et soir, en vous allongeant d'abord pour que votre colonne vertébrale soit droite. C'est important de se sentir "propre" lorsque vous le faite. Prenez une douche, de préférence avant. Cet exercice renforce non seulement les deux centres d'énergie, mais il élimine aussi toute stagnation dans les deux importants canaux psychiques du corps. Il affinera aussi vos sensibilités, restaurera votre confiance en vous-même et valorisera votre propre sexualité.**

- ∘ Est-ce que je dois le faire aussi lorsque je suis fatiguée dans la journée ?
- **Bien sûr. C'est excellent ! Vous n'avez pas besoin de vous allonger dans ce cas. C'est un exercice très discret et vous pouvez facilement le faire au travail ou dans le métro, sans que les gens le sachent.**

Je lui montre aussi les *pranayamas* de base et nous finissons la journée. Son prochain rendez-vous est dans trois semaines.

- ∘ J'ai décidé de ne voir aucun homme ces trois dernières semaines. Je sais que vous m'avez conseillé de ne pas couper brusquement mais j'ai senti que j'avais besoin de m'arrêter un peu. D'ailleurs, l'exercice est vraiment excellent ! Cela me réchauffe, ce qui est assez agréable en fin de journée, dit-elle en s'asseyant sur une chaise en face de mon bureau.

- **Vous ne devriez pas le faire trop non plus au début. Car cela peut fatiguer certains muscles qui sont délicats. Et votre mal de tête ?**
- J'en ai moins. Je me sens aussi moins vulnérable le soir. Et je dors beaucoup mieux. En fait, juste après notre dernière séance, j'ai dormi de huit heures le soir à dix heures le lendemain matin !

- **Je vais vous demander de prendre un mélange d'épices pendant quelques semaines. Vous devrez faire tremper une gousse d'ail, de l'anis et du cumin dans du jus de citron pressé pendant une nuit, et vous le prendrez avec votre salade, le lendemain, avec une pincée de sel et de l'huile d'olive. C'est un excellent tonifiant pour votre système gynécologique.**

Cette fois, je travaille sur les méridiens uro-gynécologiques. Je lui demande de revenir dans un mois. Elle m'appelle le lendemain pour me signaler que sa douleur dans le dos a disparu du jour au lendemain. Le ton de sa voix m'alarme un peu car de mon expérience, les gens retrouvent leur style de vie une fois que leurs problèmes ont disparu.

- **Cela ne veut pas dire que votre problème a disparu. Surtout maintenez-vous à ce qu'on a dit et si cela revient, rappelez-moi tout de suite, je lui dis.**

- J'ai eu une expérience intéressante et je dois vous en parler, dit-elle en entrant dans mon cabinet.

- **Vous avez rencontré l'homme de votre vie ! je lui dis légèrement.**
- Non. Il est à Paris pendant un an seulement. C'est une situation sans avenir. Mais ce n'est pas ça.
- **Alors ?**
- Quand nous avons eu des rapports, j'ai ressenti une belle sensation de chaleur dans mes bras et mes jambes. Je m'en suis souvenu car vous aviez dit quelque chose sur les méridiens des bras et des jambes.

• **Oui, lorsque vous avez une sensation d'engourdissement dans vos membres après le rapport, cela veut dire que l'énergie de votre partenaire n'est pas bonne pour vous et que vous avez perdu de votre propre énergie. Au contraire, si vous ressentez une chaleur agréable dans tous vos membres, cela veut dire que son énergie est bonne pour vous et que le mélange de vos énergies a fortifié les canaux d'énergie dans votre corps et sûrement dans le sien aussi. C'est une bonne nouvelle !**

◦ Il est patient et il est vraiment bien. Et puisque je n'en attends pas beaucoup de lui, je ne suis pas stressée. Ce sentiment de légèreté me manquait depuis longtemps !

• **C'est bien. Attention tout de même à de pas devenir dépendante de lui pour retrouver votre énergie. Maintenant que vous reconnaissez cette sensation de compatibilité d'énergie sexuelle, vous pouvez l'utiliser à votre avantage.**

◦ Je ne veux pas vous offenser mais est-ce que cette expérience a un lien avec le *Tantra* ?

• **Absolument, vous l'avez fait naturellement, sans en connaître les principes. C'est une science d'interactions entre l'énergie masculine et féminine, même si d'occultes connotations lui sont indûment attachées. Ne vous occupez pas du *Tantra* ; continuez juste le chemin que vous avez choisi par instinct.**

◦ Ce n'est pas pour insister mais comment fonctionne ce mélange d'énergies masculine et féminine sur la santé ?

• **Votre propre énergie sexuelle se mélange avec celle de votre partenaire compatible pour créer une énergie riche qui comprend, en plus de l'énergie sexuelle, la créativité et l'immunité. Elle circule dans le** *Sushumna*, **le principal méridien dans la moelle, selon la tradition hindoue, sur lequel les sept centres d'énergie sont situés. Elle circule aussi dans l'***Ida*, **un méridien complémentaire du côté gauche de la moelle, qui contient votre énergie féminine de votre corps, et dans le** *Pingala*, **un autre méridien complémentaire, à** droite de la moelle, qui contient votre énergie masculine. Lorsque vos centres d'énergie et vos deux méridiens complémentaires sont équilibrés, vous n'avez pas de tendance vers les extrêmes.

- ◦ C'est ce que vous appelez le ***Kundalini*** ?
- **Non, le *Kundalini* signifie en Sanskrit, le siège de cette énergie riche potentielle dans le périnée selon les textes *tantriques.* Je dis potentielle, car sa forme primitive est de l'énergie sexuelle purement animale. Elle ne peut se transformer en énergie riche qu'avec des pratiques sexuelles non-explosives, et une bonne hygiène de vie, ce qui est difficile pour quelqu'un qui a faim d'affection et de contact physique. Vous n'avez pas besoin d'être expert en *tantra* pour faire cette transformation. Tout ce dont vous avez besoin est l'absence de manques physiques et d'émotions violentes qui obstruent vos sens. La pratique régulière du yoga ou du Taî-chi peut réduire ces manques en vous donnant le sens de l'autonomie.**

◦ Je suis tout à fait d'accord. Depuis que je fais mes exercices de respiration et de contractions, je me sens plus capable de gérer mon blues. Ils me donnent l'impression de m'occuper de moi-même et je ne suis plus aussi désespérée pour recevoir de l'affection, qu'elle soit physique ou émotionnelle. Et je ressens plus de sensation pendant les rapports sexuels.

- **Juste un avertissement, ne vous occupez pas trop de stimuler le *kundalini* par des méthodes ésotériques. Il y a des risques d'atteinte du système nerveux. Tout ce dont vous avez besoin est de patience pendant les rapports, avec un partenaire compatible. Les rapports n'ont pas besoin d'être fréquents mais de longues durées (au moins 45 minutes), avec chaque fois des préliminaires, pendant lesquels votre niveau de stimulation n'est ni trop haut, ni trop bas. C'est mieux pour le mélange d'énergies masculine et féminine. Vous aurez alors le sentiment que votre corps a été lavé des impressions négatives et a été rempli d'une énergie toute fraîche et riche.**

- ◦ C'est ce que je ressens avec mon partenaire maintenant. J'ai remarqué que mon goût et mon odorat se sont améliorés avec ma tactilité.

- Les deux méridiens psychiques sur lesquels vous avez travaillé avec les contractions de yoga sont liés à ces deux sens.

Cette fois, je mets beaucoup d'importance sur le renforcement de son essence car elle avait fait un bon travail pour empêcher son déclin.

- ◦ Ma concentration est meilleure maintenant mais j'ai toujours tendance à me fixer sur des pensées idiotes inconsciemment. Y a-t-il des techniques de yoga pour ça ?

- Oui, mais il y a d'autres facteurs importants qui contrôlent votre concentration. Vous ne pouvez pas vous forcer à vous concentrer sur quelque chose que vous n'aimez pas. Si vous le faites, votre esprit va se comporter comme un enfant rebelle et comme il ne peut pas rester sans attache pendant longtemps, il va se fixer sur des pensées faciles et agréables ou sur quelque chose que vous aimez particulièrement. Vous avez besoin de trouver un point d'intérêt.

- ◦ Et si mon travail actuel ne m'intéresse pas ?
- Vous devez trouver un travail qui vous intéresse dans le long terme, c'est important pour l'estime de soi. Une fois que vous avez plus ou moins l'idée, vous pouvez franchir les étapes et commencer à fixer votre esprit sur ces étapes. Vous allez peut-être voir que même si le projet final vous intéresse, chaque étape est fastidieuse et votre esprit commence à s'échapper un certain temps. C'est pendant ces moments que les exercices de yoga peuvent vous aider.

- ◦ Comment faites-vous cet exercice ?
- Vous devez vous asseoir dans une position confortable et tenir votre colonne vertébrale bien droite. Ensuite, vous devez écouter votre propre respiration pendant un moment et cela calmera son

rythme. Une fois que la respiration est régulière, essayez de sentir les mouvements d'un organe à la fois. Les plus simples pour commencer sont les poumons et le cœur. Sentez leurs mouvements pendant une minute et relâcher votre attention un moment pour y revenir ensuite. Essayez quelques fois jusqu'à ce que vous sentiez complètement les mouvements de ces organes. Vous verrez que c'est de plus en plus facile. Graduellement, vous pouvez augmenter votre attention.

- ∘ Et si je n'arrive pas à sentir d'organes ?
- Essayez maintenant devant moi. Écoutez le battement de votre cœur pendant une minute.

Elle le fait et ses expressions faciales cessent.

- Ne forcez pas trop votre attention sinon, votre esprit deviendra rebelle. Laissez-le aller un peu et il se fixera tout seul, j'ajoute.

- ∘ D'un point de vue pratique, comment cela va-t-il m'aider à suivre mon chemin d'intérêt ?
- Il entraîne votre esprit à se fixer sur une seule idée longtemps et il le fait en se fixant sur un mouvement physique de votre corps. Cette capacité de fixation est nécessaire même pour les projets que vous aimez. Vous pouvez être attirée par une idée, mais, pour développer un réel intérêt, vous devez y consacrer du temps. C'est pourquoi la discipline de fixation est nécessaire au début, et une fois que vous avez découvert le plaisir de votre projet, votre esprit se renforce pour rester concentré sur les étapes suivantes.

****

Cécile a rejoint un organisme de formation continue et s'est formée au métier de la communication. Elle a finalement monté sa propre société de communication, ce qu'elle avait toujours voulu faire. Elle me rend visite de temps en temps lorsqu'elle vient à Paris.

Troisième partie

Statistiques sur les déséquilibres énergétiques les plus courants

J'ai combiné les concepts hindou et chinois jusqu'à présent pour obtenir une approche unifiée des déséquilibres énergétiques. La liste de ces déséquilibres est longue et je suis incapable d'indiquer des statistiques sur la base de tous ces déséquilibres.

Je propose de les classifier selon les canaux d'énergie qui sont en nombre limité et que l'on peut donc compter.

Je classe ces déséquilibres, selon les canaux de tradition hindoue et les méridiens de tradition chinoise, sur une base des cas que je rencontre dans mon cabinet, depuis les trois dernières années : 2002, 2003 et premier semestre 2004.

Dans la plupart des cas, un trouble énergétique peut être relié à plus d'un méridien. Pour des raisons de classification, seul le méridien primaire affecté sera utilisé. Par exemple, un trouble primaire, associé au méridien du poumon, provoque presque toujours des symptômes secondaires, reliés au méridien du gros intestin. Cependant le trouble a été classé dans le méridien du poumon.

J'ai fait mon possible pour faire un parallèle entre les méridiens d'énergie des deux cultures différentes, ce n'est pas toujours très évident. Par exemple, il y a beaucoup de similarités entre les troubles associés aux canaux psychiques de l'Ayurveda et les vaisseaux gouverneurs et directeurs du système chinois. Mais alors qu'il y a un canal séparé pour la menstruation en Ayurveda, beaucoup des troubles menstruels dans le système chinois sont classés dans le méridien du foie.

Les canaux ayurvédiques		Les méridiens chinois	
Digestion	**26 %**	Foie	**25 %**
Excrétion	**12 %**	Vésicule biliaire	**Inclus dans le foie**
Transpiration	**Inclus dans l'excrétion**	Rate-Pancréas	**13 %**
Menstruation	**10 %**	Gros intestin	**12 %**
Métabolisme de l'eau	**8 %**	Poumons	**10 %**
Psychisme	**8 %**	Cœur	**10 %**
Urine	**7 %**	Péricarde	**Inclus dans le cœur**
Os	**7 %**	Estomac	**8 %**
Nerveux	**6 %**	Reins	**7 %**
Muscle	**6 %**	Vessie	**Inclus dans les reins**
Graisse	**4 %**	Intestin grêle	**6 %**
Lactation	**Inclus dans la graisse et la menstruation**	Vaisseau gouverneur	**5 %**
Reproduction	**3 %**	Vaisseau directeur	**3 %**
Sang	**2 %**	Triple réchauffeur	**1 %**
Plasma	**Inclus dans le sang**		
Respiration	**1 %**		
	Total = 100 %		**Total = 100 %**

Note : Certains méridiens sont strictement complémentaires, et par conséquent, inséparables. Le foie et la vésicule biliaire, le cœur et le péricarde, la transpiration et l'excrétion, la menstruation et la lactation vont de pairs et bien évidemment les statistiques sont groupées.

La moyenne d'âge selon la durée de consultation de mon cabinet est de 34 ans.

Le calcul est le suivant : si un client de 30 ans vient 5 heures et un autre client de 50 ans vient 3 heures, l'âge moyen pondéré suivant la durée de consultation est de (30 x 5 + 50 x 3)/ (5+3) = 37,5. Ce chiffre est utile pour comprendre la tendance des divers troubles.

Épilogue

J'espère que ces études de cas vous apportent une bonne compréhension des schémas de troubles énergétiques, et de leurs symptômes à la fois physiques et psychologiques. Ces cas ne donnent pas une liste exhaustive. Maintenant que vous avez compris les bases du phénomène des déséquilibres énergétiques, vous devriez les reconnaître chez vous ou chez vos proches.

Ce livre restera incomplet si je n'ajoute pas un mot sur les interactions avec votre professionnel d'ayurveda. Vous ne devez jamais oublier l'aspect d'alchimie personnelle dans les séances énergétiques. Deux professionnels d'ayurveda, de même formation, peuvent avoir une alchimie différente avec vous. La dimension humaine est très importante dans de telles séances, et celle-ci peut avoir différentes influences sur votre rétablissement. Il est fort possible que vous ne trouviez que quelques professionnels d'ayurveda dans toute votre vie ; leur personnalité, la confiance que vous leur portez ont une influence significative dans l'amélioration de votre équilibre.

Vous travaillez toujours en équipe avec votre professionnel d'ayurveda, durant les différentes étapes de votre évolution. Au début, le professionnel d'ayurveda travaille comme un fusible – il utilise sa propre énergie pour améliorer vos déséquilibres. En même temps, il vous suggère des pistes d'hygiène de vie faciles à vivre, pour réduire votre susceptibilité vers de tels déséquilibres, et attend de vous que vous les suiviez dans des limites raisonnables. Durant cette phase, se développe le respect mutuel, principalement basé sur les interactions personnelles et sur un "contrat de confiance non écrit". Le processus d'un rééquilibre plus profond commence et graduellement votre professionnel d'ayurveda vous pousse vers l'autonomie.

Ce contrat de confiance se base purement sur un respect mutuel de quelques codes importants. Tout comme votre professionnel d'ayurveda vous traite avec respect et dignité, il attend de vous la même chose. Parfois, avec les pressions de la vie, ce simple fait pourrait vous échapper facilement. Traiter les services de votre professionnel d'ayurveda comme un bien de consommation, ne pas simplement venir aux rendez-vous, annuler à la dernière minute, manquer de respect envers sa vie privée, sont autant d'évènements qui peuvent rompre la confiance qu'il a en vous, tout autant qu'un manque de professionnalisme dans son comportement vous ferait douter de son intégrité et de sa compétence. De ma propre expérience, de tels agissements sont, fort heureusement, plutôt rares en France.

Le mot final sur l'intérêt des règles d'hygiène de vie et des exercices de yoga qui vous sont suggérés par votre professionnel d'ayurveda, est qu'ils préviennent à long terme la récurrence de vos problèmes énergétiques. Plus particulièrement, les exercices de yoga, en Inde, ont été initialement développés pour traiter la santé physique de notre organisme, d'où découlera automatiquement la santé spirituelle. Dans plusieurs hôpitaux de yoga en Inde, ces exercices sont utilisés pour traiter des pathologies organiques qui affectent notre corps et notre âme. La physiologie du yoga et ses effets sur notre corps et notre esprit ont fait l'objet de recherches scientifiques en Inde. Dans un prochain livre, je présenterai les exercices les plus courants pour traiter les troubles énergétiques, mais, pour le moment, je vous donnerai un exemple qui illustrera le pouvoir du yoga sur notre santé physique et mentale d'un point de vue scientifique.

Prenons les *pranayamas* (exercices de respiration). On pense habituellement que nous consommons plus d'oxygène durant ces exercices et que c'est exactement ce qui nous procure une bonne santé. Les recherches scientifiques montrent qu'en fait, notre taux de respiration chute durant ces exercices, et que nous ne consommons que la moitié de l'oxygène par rapport à la normale. Alors comment cela peut-il être bon pour la santé ? La réponse est que cela pousse nos poumons à consommer plus d'oxygène le reste de la journée. De plus, cela incite notre système cardio-vasculaire à mieux distribuer l'oxygène dans notre corps. Les mouvements rythmiques de notre diaphragme durant ces exercices, massent doucement nos organes digestifs, les muscles de notre cœur et les artères, ce qui élimine les congestions. Ils travaillent aussi sur nos systèmes nerveux et endocrinien qui contrôlent beaucoup de nos émotions. Il y a un lien étroit entre notre manière de respirer et nos émotions : la manière de respirer d'une personne en colère est différente de celle d'une personne triste. Par conséquent, en maîtrisant notre respiration, nous pouvons avoir un contrôle direct sur nos émotions.

Bibliographie

Livres classiques de *yoga*

1. *Patanjala Yoga Sutras* du Dr. P.V. Karambelkar, Kaivalyadhama Publications, Lonavala 410403, Inde
2. *Hathapradipika* de Svatmarama, Kaivalyadhama Publications, Lonavala 410403, Inde
3. *Yoga Kosa*, Kaivalyadhama Publications, Lonavala 410403, Inde
4. *Gheranda Samhita* de Rai Bahadur Srisa Chandra Vasu, Munshiram Publishers Ltd., New Delhi 110055, Inde

Livres modernes de *yoga*

1. *Yogic Therapy* de Swami Kuvalayananda et Dr. S.L. Vinekar, Bureau central de l'éducation et de la santé, Ministère de la Santé et du bien-être de la famille, Gouvernement de l'Inde, New Delhi 110002, Inde
2. *Anatomy and Physiology of Yogic Practices* du Dr. M.M. Gore, Kaivalyadhama Publications, Lonavala 410403, Inde
3. *Asanas* de Swami Kuvalayananda, Kaivalyadhama Publications, Lonavala 410403, Inde
4. *Pranayama* de Swami Kuvalayananda, Kaivalyadhama Publications, Lonavala 410403, Inde
5. *Asana Why and How* de O.P. Tiwari, Kaivalyadhama Publications, Lonavala 410403, Inde

Documents de recherche scientifique sur le *yoga*

1. *Yoga Mimansa* (volumes I-VIII) édité par Swami Kuvalayananda, Kaivalyadhama Publications, Lonavala 410403, Inde

Livres classiques d'*Ayurveda*

1. *Astanga Hrdayam* (volumes I-III) de Vagbhata, Krishnadas Academy, Varanasi (Benares), Inde
2. *Bhavaprakasa de Bhavamisra* (Volumes I & II), Krishnadas Academy, Varanasi (Benares), Inde
3. *Astanga Samgraha* (Volumes I & II) de Vagbhata, Chaukhambha Orientalia, Varanasi, Inde
4. *Caraka Samhita* (volumes I – IV) de P. V. Sharma, Chaukhambha Orientalia, Varanasi, Inde
5. *Susruta Samhita* (volumes I-III) de P.V. Sharma, Chaukhambha Orientalia, Varanasi, Inde

Livres modernes sur l'*Ayurveda*

1. *Textbook of Ayurveda* de Vasant Lad, The Ayurvedic Press, Albuquerque, New Mexico, USA
2. *Ayurveda* de Vasant Lad, The Ayurvedic Press, Albuquerque, New Mexico, USA
3. *Secrets of the Pulse*, de Vasant Lad, The Ayurvedic Press, Albuquerque, New Mexico, USA

Livres sur l'anatomie et la physiologie modernes

1. *Atlas of Skeletal Muscles* de Robert et Judith Stone, Mc Graw Hill International
2. *Orthopedic Physical Assessment* de David Magee, Saunders International
3. *Basic Biomechanics* de Susan Hall, Mc Graw Hill International
4. *Fundamentals of Anatomy & Physiology* de Frederic Martini, Pearson International
5. *Grant's Atlas of Anatomy* d'Anne Agur et Ming Lee, Wolters Kluwer International
6. *Netter's Atlas of Human Physiology*, John P. Hansen
7. *Human Physiology* de Vander, Sherman, et Luciano, Mc Graw Hill

Du même auteur...

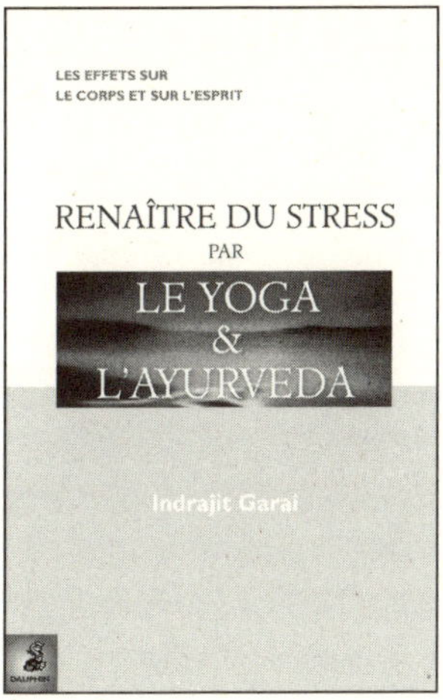

Renaître du stress
par le yoga et l'ayurveda

Format : 16X 24 – Prix : 22 €
ISBN : 2-7163-1313-X

Sur le fond d'une magnifique vallée du Maharastra en Inde, près d'un temple dédié au Dieu de la médecine, ce roman sur la thérapie du yoga et l'ayurveda (médecine hindoue) pour le stress décrit l'évolution psychologique de son personnage principal, Sam, ostéopathe londonien, désenchanté par sa profession et sa famille.

Encouragé par son père, Sam se rend dans un institut de recherche médicale sur le yoga en Inde. Là, en parallèle avec ses leçons sur la physiologie du yoga et l'ayurveda, que nous vivons avec lui, se déroule l'histoire de Supriya. Une affinité sensuelle se développe entre eux. Mais, pour une raison tout à fait inimaginable, la concrétisation de leur amour est impossible.

Alors que la pratique du yoga rapproche Sam de son for intérieur, une morbide curiosité l'attire aussi vers cette beauté évasive. Dans sa liaison de désir et de sacrifice avec Sam, Supriya donne naissance à une nouvelle vie pour lui. Par la suite, beaucoup d'autres renaissent également.

Les notes techniques, insérées dans le roman, décrivent comment le stress s'installe sous forme de tension dans l'espace intercellulaire et provoque des troubles à la fois physiques et psychologiques. Elles expliquent aussi comment de simples protocoles de yoga réagissent sur notre système nerveux et endocrinien, et comment une hygiène nutritionnelle ayurvédique, facilement adaptable en Occident, influe sur notre biochimie constitutionnelle pour corriger ces troubles, les prévenir, et rétablir l'équilibre du corps et de l'esprit.

Dépôt légal : juin 2006
IMPRIMÉ EN FRANCE

Achevé d'imprimer le 29 juin 2006
sur les presses de l'imprimerie «La Source d'Or»
63200 Marsat
Imprimeur n° 13527